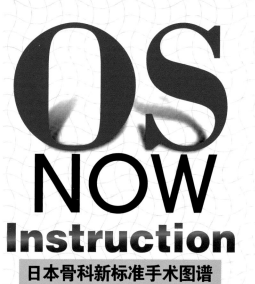

OS NOW Instruction

日本骨科新标准手术图谱

26

U0203559

丛书总主译
田 伟
北京积水潭医院

本册译者
吴春明 张卫国
大连医科大学附属第一医院

损伤控制骨科
多发外伤的治疗策略及手术技巧

丛书主编
〔日〕岩本幸英
〔日〕安田和则
〔日〕马场久敏
〔日〕金谷文则

本册主编
〔日〕金谷文则

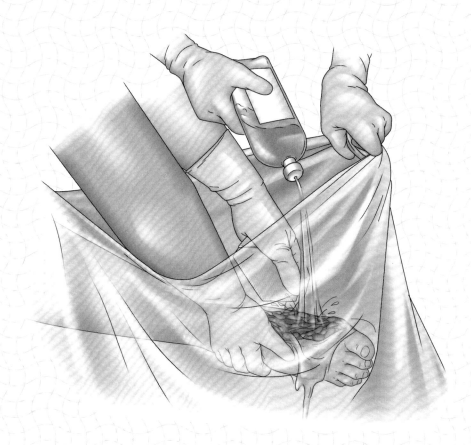

河南科学技术出版社
· 郑州 ·

OS NOW Instruction 26
Damage Control Orthopedics；DCO
© FUMINORI KANAYA 2013
Originally published in Japan in 2013 by MEDICAL VIEW CO.，LTD.
Chinese translation rights arranged with MEDICAL VIEW CO.，LTD.
through TOHAN CORPORATION，TOKYO.

日本MEDICAL VIEW授权河南科学技术出版社
在中国大陆独家发行本书中文简体字版本。
版权所有，翻印必究。
著作权合同登记号：豫著许可备字－2015－A－00000173

图书在版编目（CIP）数据

　损伤控制骨科：多发外伤的治疗策略及手术技巧／（日）金谷文则主编；吴春明，张卫国译. —郑州：河南科学技术出版社，2020.4
　（日本骨科新标准手术图谱）
　ISBN 978－7－5349－9792－1

　Ⅰ.①损… Ⅱ.①金… ②吴… ③张… Ⅲ.①骨损伤－外科手术－图谱
Ⅳ.①R687.3－64

　中国版本图书馆CIP数据核字（2019）第289848号

出版发行：河南科学技术出版社
　　　　　地址：郑州市郑东新区祥盛街27号　　邮编：450016
　　　　　电话：（0371）65788625　65788110
　　　　　网址：www.hnstp.cn
策划编辑：李喜婷　仝广娜
责任编辑：仝广娜
责任校对：郭小果
封面设计：宋贺峰
责任印制：朱　飞
印　　刷：河南博雅彩印有限公司
经　　销：全国新华书店
开　　本：890 mm×1240 mm　1/16　印张：8.25　字数：231千字
版　　次：2020年4月第1版　　2020年4月第1次印刷
定　　价：99.00元

翻译人员名单

吴春明	大连医科大学附属第一医院
张卫国	大连医科大学附属第一医院

执笔者一览

▶主编

金谷文则   琉球大学医学部高次机能医学科讲座骨科学教授

▶执笔者

系满盛宪	独立行政法人劳动者健康福祉机构九州劳动保险医院院长
最上敦彦	顺天堂大学医学部附属静冈医院骨科副教授
原　义明	日本医科大学千叶北总医院急救中心
岸本正文	大阪府立中河内急救中心副所长
渡部广明	大阪府立泉州急救中心急症外科主任
井口浩一	琦玉医科大学综合医疗中心急救中心
前田　健	综合脊柱损伤中心骨科部长
上井　浩	日本大学医学部骨科系骨科
德桥泰明	日本大学医学部骨科系骨科主任教授
新藤正辉	帝京大学医学部附属医院创伤中心教授
杉本一郎	独协医科大学越谷医院急救中心骨科讲师
土田芳彦	湘南镰仓医院创伤中心主任
河村健二	市立奈良医院四肢创伤中心主任
矢岛弘嗣	市立奈良医院副院长、四肢创伤中心主任
长野博志	香川县立中心医院骨科主任部长
前　隆男	佐贺县医疗中心好生馆骨科部长、创伤中心主任
岛村安则	冈山大学医院骨科
野田知之	冈山大学医院骨科讲师
五谷宽之	清惠会医院/静冈理工大学手外科微小外科领域尖端医工学讲座主任教授

中文版序言

日本的古代医学主要从中国学习。到了近代，西方国家的产业革命带动了科学的巨大进步。明治维新后，日本迅速调整医学学习方向，转为向西方国家学习，取得了很大成功。在骨科领域，日本一直紧跟西方现代医学的脚步，同时发挥日本民族细致严谨的作风，在现代骨科领域独树一帜，取得了辉煌成就。

本套丛书由日本骨科学会理事长、九州大学研究生院医学研究院临床医学部骨科学教授岩本幸英等担任主编，图文并茂，全面描述骨科各领域手术的最新技术，适合我国广大骨科医生阅读参考，特别是对于缺少高水平骨科正规培训的医生，本套丛书有助于补充相关知识。

本套丛书具有两大特点：

专业划分细致：目前引进的有28个品种，涉及脊柱、手术导航、关节镜、关节置换、关节重建、骨折、运动损伤等多个专业。本套丛书在日本还在不断推出新的品种。

简明易学：介绍某项具体手术时，手术步骤明确，并在醒目位置写明"手术技巧及注意事项""难点解析""术后并发症及处理"等，便于读者快速掌握手术技巧。

为保证翻译质量，我们遴选了国内优秀的日语专业骨科医生承担翻译，这些译者来自北京积水潭医院、中日友好医院、北京医院、吉林大学中日联谊医院、中国医科大学附属盛京医院、苏州大学附属第二医院、大连医科大学附属第一医院等医院。对翻译过程中发现的问题，他们辗转与日本原作者联系，力求最准确地传达专业知识。

在此，要感谢岩本教授及日本MEDICAL VIEW出版社的帮助，也要感谢参与翻译的各位骨科教授、医生及其他工作人员，以及河南科学技术出版社的努力。相信本套丛书能够成为广大骨科医生的好朋友。

书中翻译可能存在不妥之处，恳请读者予以指正。

北京积水潭医院

序 言

很高兴受邀主编《损伤控制骨科》一书。对于多数骨科医生来说，损伤控制骨科（damage control orthopedics，简称DCO）目前或许不是一个耳熟能详的词，但它在多发外伤的治疗中却具有重要的意义。

多发外伤合并骨折时，在受伤后当即实施早期全面处理（early total care，简称ETC），可减轻骨折不稳定引起的疼痛，便于护理。在合并胸部外伤时可方便体位变换，利于引流，减少肺不张等并发症，促进术后康复。

近年来，由于麻醉的进步和手术技术的提高，在伤后24~48 h内实施早期全面处理的ETC原则已经被广泛应用。然而，处于休克状态下的多发外伤患者如实施ETC，将会带来二次损伤，引起多脏器功能不全。因此，对于这样的高危患者，初诊时仅行骨折的临时固定，待全身状态恢复后再行确定性治疗，这种损伤控制骨科即DCO理念逐渐被广泛接受。对下肢骨折实施外固定已成标准性治疗。Gustilo 分类中Ⅱb和Ⅱc型的开放性骨折，在闭合创口困难时，或清创错过"黄金期"的病例，清创后给予抗生素骨水泥链珠疗法或持续负压疗法（VAC疗法）也是有效的应急治疗措施之一。

本书中，系满盛宪先生介绍了DCO的概念，最上敦彦先生介绍了四肢多发外伤的治疗策略，原义明先生介绍了合并颅脑损伤的治疗策略，岸本正文先生介绍了合并胸部损伤的治疗策略，渡部广明先生介绍了合并腹部损伤的治疗策略，新藤正辉先生等介绍了骨盆环损伤的治疗。这些都是处理多发外伤时的必备知识，敬请认真阅读。

在DCO的具体手术技术中，土田芳彦先生阐述了外固定，河村健二先生等阐述了软组织损伤的急诊处置，长野博志先生阐述了首诊未做确切处置以及重建困难的下肢开放骨折，前隆男先生阐述了关节内骨折，岛村安则先生等阐述了肘关节周围骨折等。

在多发外伤合并脊柱损伤时，仅次于抢救生命的重要任务就是脊髓损伤的预防和治疗。上井浩先生等介绍的伴有胸腹部外伤的脊柱损伤，前田健先生介绍的颈椎及胸椎多发外伤的全身管理，井口浩一先生介绍的伴有多发外伤的颈椎及胸椎损伤的治疗策略也是重要的关键点。

手外伤在多发外伤中若延后处理，在伤后1~2周常需要难度较大的重建技术来完成修复手术。五谷宽之先生提出，对伴有四肢外伤的重度手外伤，如实行适当的初期治疗以及二期重建，也可获得良好的功能恢复。

本书阐述了DCO的概念、治疗策略和手术技术，通过阅读本书，如能让同仁在多发外伤患者的生命救助及功能恢复方面受益，我们将感到不胜荣幸!

金谷文则

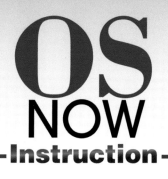

损伤控制骨科
多发外伤的治疗策略及手术技巧

多发外伤：下肢·上肢

损伤控制骨科

损伤控制骨科的概念

独立行政法人劳动者健康福祉机构九州劳动保险医院院长 **系满盛宪**

损伤控制手术（damage control surgery，DCS）的概念

重症外伤患者治疗的第一目标就是抢救生命。对处于休克状态的多发外伤患者，如在复苏后即刻修复全部损伤即早期全面处理（early total care，简称 ETC），则患者可能会出现外伤死亡的三联征即低体温、凝血障碍和酸中毒，不少病例会在术中或术后早期死亡。Rotondo 等[1]对濒临出血性死亡的外伤，尤其是腹部枪弹贯通伤等患者，为了抢救生命先紧急实施止血术，然后送至 ICU 治疗，全身状态稳定后，再实施有限的分阶段的外科手术治疗，结果抢救成功率有了明显的改善。这种治疗策略后来被命名为" 损伤控制手术（damage control surgery，简称 DCS）"。

具体步骤如下。

第一阶段：紧急开腹止血，仅处置肠道损伤造成的污染，放置引流后关腹。

第二阶段：患者送至 ICU，使其改善体温、凝血功能和循环状态。

第三阶段：患者全身状态稳定后，再次开腹，治疗所有的腹部脏器损伤。

损伤控制骨科（damage control orthopedics, DCO）的理念

在骨折治疗领域，20 世纪 80 年代通过应用 ETC 原则的早期内固定，有效地减少了肺部并发症，缩短了患者入住 ICU 时间和住院时间，削减了医疗费用，这是不争的事实。然而，到了 90 年代，人们逐渐发现，伴有多发外伤的骨折早期行髓内钉内固定后，发生多器官功能衰竭（multiple organ failure, 简称 MOF）和成人呼吸窘迫综合征（adult respiratory distress syndrome, 简称 ARDS），以及全身性炎症反应综合征（systemic inflammatory response syndrome，简称 SIRS）的现象不断增多。高危患者（patient at risk)的概念出现后，骨折的治疗相应地再次引起了人们的关注。

损伤控制骨科（damage control orthopedics，简称 DCO）的概念由 Pape 等[2]首次提出。与腹部外伤的 DCS 相同，DCO 也分三阶段实施。

第一阶段：采用外固定行临时的骨折固定和止血。

第二阶段：复苏及 ICU 治疗。

第三阶段：转为髓内钉等二期内固定。

DCO 的适用原则为：

（1）全身状态稳定且不伴有胸部外伤的病例可行 ETC 治疗。

（2）临界期的高危患者边考虑向 DCO 转换边行 ETC 治疗。

（3）可能伴有颈部外伤或不稳定的病例适于 DCO 治疗。

损伤严重程度评分（ISS）>20、简易损伤定级标准（AIS）>2、腹部及骨盆外伤、出血性休克、两肺挫伤、平均肺动脉压 >24 mmHg、髓内钉植入时肺动脉压上升 >6 mmHg，达到上述指标的多发外伤，应转换为 DCO 治疗，其中最重要的指标是 ISS。

DCO时骨折治疗的时机

机体对外伤等侵袭可产生各种生理反应。外伤是对机体的首次损害，其后，随着组织损伤及循环系统改变，中性粒细胞、巨噬细胞、淋巴细胞等免疫活性细胞活化，释放出自由基、生长因子等引起炎症反应，如不迅速实施适当的积极治疗，就很可能发生 MOF、ARDS 以及 SIRS。通常，这些反应经治疗均可很快正常化，但其间如有进一步损伤（如外科手术侵袭等二次损伤），可使早期 MOF 迁延，产生重度反应，机体陷入连绵不断的免疫不全状态，即晚期的 MOF。这就是二次损伤理论[3]。DCO 骨折治疗的时机即黄金期就是度过首次损伤的伤后 5~7 d 左右。如发生晚期 MOF，一般是在伤后两周左右。如掌握好全身状态稳定的这个时机，与早期固定相比，感染的发生率就会明显下降[4]。

●文献

[1]Rotondo MF, Schwab CW, et al:"Damage control":an approach for improved survival in exsanguinating penetrating abdominal injury. J Trauma, 35:375-382, 1993.

[2]Pape HC, Tscherne H:Early definitive fracture fixation, pulmonary function and systemic effects. Multiple Organ Failure, Baue AE, Faist E, Fry M, eds, Springer-Verlag, New York, 2000, 279-290.

[3]Baker SP, O'Neill B, et al:The injury severity score:a method for describing patients with multiple injuries and evaluating emergency care. Am J Surg, 183:622-629, 2002.

[4]Nowotarski PJ, Turen C H, et al:Conversion of external fixation to intramedullary nailing for fracture of the shaft of the femur in multiply injured patients. J Bone Joint Surg, 82-A:781-788, 2000.

损伤控制骨科
四肢多发外伤的治疗策略

顺天堂大学医学部附属静冈医院骨科副教授　**最上敦彦**

四肢多发外伤的ETC和DCO

四肢多发外伤的患者首诊后应确立其初期治疗的目标，即在保持正常认知功能的基础上抢救生命。如果在其后的诊查中患者一般状态稳定，那么原则上在骨折治疗中就可实施早期全面处理即ETC。然而，在受伤后1~2 d（24~48 h）内对多部位骨折全部实施内固定，因手术需时较长且难以确保紧急手术时治疗材料齐全，故实施起来也有实际问题。首先对骨折部位采取临时复位和固定，之后，根据患者的全身和局部状态再进行分阶段的治疗。目前，这种治疗策略即DCO已成为临床上治疗多发外伤的主流选择。

四肢多发外伤的治疗策略：优先顺序及处置

对四肢多发外伤的患者实施DCO时的具体治疗内容，要根据患者受伤后所处的时期不同而不同。目前，受伤后公认大致分为四个时期：急症期、早期、中期、晚期。

◆急症期：受伤后3 h内

即使幸运地没有脊柱、骨盆及其他脏器损伤，但如有主要血管损伤、肢体离断、开放性骨折以及多发长骨干骨折，因有出血（**表1**），就可能成为需复苏的对象，故不可忽视。

1. 止血

在出现经压迫止血不能控制的外出血时，就要怀疑主要血管损伤。使用可调压的止血带止血，同时联系血管外科医生做好后援准备。止血带压力不够时仅能阻碍静脉灌流，出血更甚。不提倡在门诊实施深部切开的外科止血，因存在感染和组织损伤的风险。

2. 临时复位及外固定

出现四肢畸形和肿胀时，为便于止血，限制肢体活动，可做骨折力线的大致的临时复位，使用柔软的短棍等外固定（现场固定）。早期在处置患者时，不必等待X线复查，一味地追求骨折解剖复位。

3. 确保静脉通道通畅

根据生命体征能够确诊患者处于休克状态时，必须确保静脉通道通畅。这时通道应尽可能避免建立在损伤肢体上。

表1 出血量的评估

①腔内出血
· 胸腔：1000~3000 mL
· 腹腔：1500~3000 mL
②非腔内出血
· 骨盆骨折：1000~4000 mL
· 股骨干骨折：闭合1000 mL 开放2000 mL
· 胫骨骨折：闭合500 mL 开放1000 mL
· 肱骨骨折：闭合300 mL 开放500 mL
③外出血的出血量
床、衣服类30 cm² 的出血量：100 mL

（引自文献2）

◆早期：受伤后72 h内

患者如循环状况已稳定，可重新评估其全身及局部状态，根据四肢复合损伤的部位和状况，以及预期手术的时间和复杂程度，来决定治疗的先后顺序，判断应采取何种治疗及其可行性。

◉最优先的事项

1. 判断是保肢还是截肢

依据四肢挫灭伤严重度评分系统之中的 MESS 评分，可对患者的伤情进行评估。虽有报告说具备 8 项以上就是截肢的指征，但这也并非完全正确。四肢尤其上肢是否保留应该根据病例的具体情况而决定。

2. 复位与外固定

诊查中如发现骨折与脱位，当有末梢循环障碍或神经损伤时，应迅速行手法复位及外固定。但如复位和外固定反而会造成病情加重时就不必强求，简单固定肢体即可。

3. 血管损伤时的血运重建

骨折与脱位复位后肢体缺血状态仍无改善，如无开放性伤口，此时应高度怀疑血管损伤。采用外固定架固定骨与关节后，应迅速地与血管外科医生一起优先修复血管，恢复血运。如时间紧急，可先用输液管留置做暂时分流。若在完全缺血后 4 h 内重建血运，可有希望确实恢复肢体血运而不残留功能障碍。超过 8 h 后则残留重度功能障碍的危险性明显增高。

4. 骨筋膜室综合征的筋膜切开

此综合征依据临床症状即可诊断，筋膜室内压测定结果可作为辅助诊断。组织血运重建的时限决定了筋膜切开的时间。

5. 开放性骨折的治疗

应在受伤后 6 h 内即黄金时间实施清创术。由于污染程度及软组织损伤程度都难于评价，至今为止能进行一期内固定的病例仍然很少。

创口难于闭合的病例，通常可行外固定架结合人工真皮或局部负压闭合疗法（negative pressure wound therapy，简称 NPWT）来暂时关闭伤口。如有可能，可望在受伤 48~72 h 后，二期行软组织覆盖及骨质重建（固定及皮瓣）。然而，在需要复杂的游离皮瓣或带蒂的肌皮瓣时，等待手术期间要求对严重的创面进行良好的管理。这些可能需要整形外科或重建外科医生的配合，争取在 1 周内完成软组织重建术。经上述处理就可将开放性骨折变为闭合性骨折。

●上下肢多处骨折的患者根据部位和状况分别处置

要充分考虑全身状态改善的情况，通常，患肢治疗的先后顺序是由下肢到上肢。

1. 下肢复合骨折

股骨和胫骨同时骨折即所谓的"浮动膝"，通常在采用石膏固定时，由于下肢本身的重量，在全身管理和体位变换时不能保持稳定，因此，原则上此类患者适合即刻器械固定。从预防全身并发症的角度来看，最好也不采用骨牵引管理。如全身状态不佳，外固定架则是第一选择。然而，如病情允许，股骨最好行髓内钉固定，多发外伤患者最好行仰卧位手术。为此，近年来选择从股骨髁间窝植入的逆行性髓内钉固定术逐渐增多。对合并股骨颈和股骨粗隆部的骨折，动力髋螺钉及 Gamma 钉等顺行性髓内钉在临床上被广泛应用。

诊断技巧及注意事项

股骨颈骨折常被漏诊，故诊查股骨骨折时必须有包括髋关节的影像资料。

胫骨部位软组织菲薄，即使闭合性骨折，如有移位也易引起皮肤坏死。另外，该部位操作容易，因此多选择外固定架治疗。

2. 上肢复合骨折

肱骨和尺桡骨同时骨折称为"浮动肘"。上臂和前臂神经血管走行复杂，半螺纹针植入位置受到严格限制，并且肢体本身自重轻，故多选择从肩到手的全上肢石膏固定，极度不稳定时仍需要外固定架。

3. 关节内及关节周围骨折

对骨干端及骨端的骨折，一般采用跨越关节的桥接型外固定架。对可及的关节面虽可复位，但复杂的关节面重建还应留在二期处理。

◆中期：受伤后 3~8 d

这一时期可实施早期未能做的上肢或关节周围骨折的内固定手术以及二期创口闭合等重建术。对最终的择期手术来说，受伤后 5~10 d 在组织及免疫学角度上是最佳时期。此时，以上肢作为功能肢、下肢作为负重肢为前提寻求重建。

因此，对股骨和胫骨骨折一般应用髓内钉治疗，力学上比较稳定。而对肱骨骨折，植入顺行性髓内钉存在肩袖处置问题，逆行性髓内钉存在植入部医源性骨折问题。前臂的桡尺骨骨折，目前尚没有能良好控制骨长度和旋转的髓内钉，这对腕关节的功能影响极大，故现在肱骨和尺桡骨多选择接骨板固定。

关节周围骨折和关节内骨折，基本采用解剖型锁定钢板固定，此钢板除了可适应承重负荷以外的复杂的机械应力外，同时具备良好的解剖学相容性。

◆晚期：受伤 9 d 以后

这一时期考虑行中期未能实施的四肢外伤的治疗、骨缺损的骨移植以及积极的康复治疗。

四肢多发外伤病例

【病例】

患者：81 岁，女性。

现病史：因他人倒车入库时误将油门当刹车，被挤夹在车与墙壁间受伤。

既往史：高血压、阿尔茨海默病。

临床所见：格拉斯哥昏迷评分（GCS）：E4V4M6；BP: 138/52 mmHg；HR: 50 次 / min；SpO_2: 91%；创伤超声检查评估（FAST）: -。颜面挫伤，胸腹部所见无异常。左肩疼痛肿胀，双下肢明显疼痛，左大腿明显变形，左足背动脉扪不清。

● 治疗经过

受伤当日：急救车送到门诊，诊断如下。

（1）左肱骨外科颈骨折（**图 1a**）。

（2）右骨盆环骨折（AO 分类 C1–2 型，**图 1b**）。

（3）左股骨干骨折（**图 1c**）。

（4）左胫骨平台骨折（**图 1d**）。

（5）右股骨髁上骨折（**图 1e**）。

诊疗检查期间血压下降，但对输血输液有反应，在血管介入室实施了臀上动脉栓塞术止血后对患者实施①骨盆外固定架固定（**图 2a**）。移送手术室透视后，追加诊断：

（6）左胫骨远端骨折（**图 1f**）。

（7）左跟骨骨折。

图 1　受伤当日的多发外伤状况
a. 左肱骨外科颈骨折（箭头所示）。
b. 右骨盆环骨折（AO 分类 C1–2 型，箭头所示）。
c. 左股骨干骨折（箭头所示）。

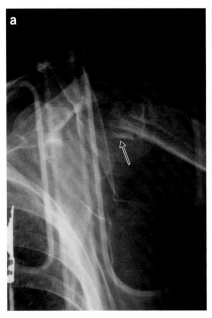
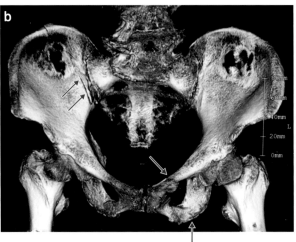
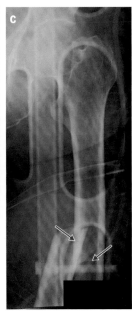

图1 （续）
d. 左胫骨平台骨折（箭头所示）。
e. 右股骨髁上骨折（箭头所示）。
f. 左胫骨远端骨折（箭头所示）。

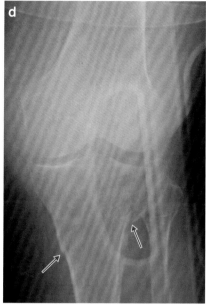
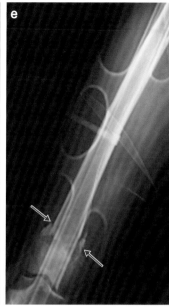
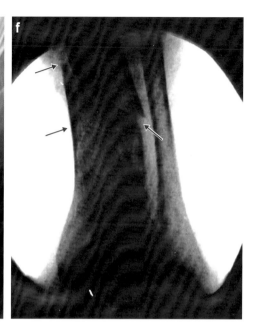

图2 受伤当日的处置及治疗
a. 骨盆外固定架固定。
b. 右股骨逆行性髓内钉固定。

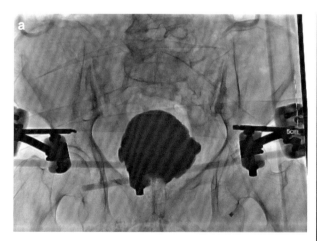
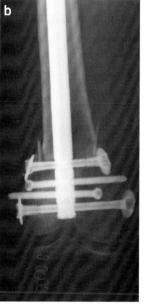

②右股骨逆行性髓内钉固定（**图 2b**）。③左跟骨 Westheus 法固定后（**图 2c**）血压不稳定，则快速行④左下肢外固定架固定（**图 2d**），然后患者送往 ICU 等待全身状态的改善。

受伤一周后：⑤左股骨逆行性髓内钉固定（**图 3a**）。⑥左胫骨平台钢板固定＋胫骨远端髓内钉固定（Hybrid 固定）（**图 3b**）。骨盆外固定因针松动而拔除。

受伤 2 周后：⑦右骶髂关节钢板固定（**图 4a**）。⑧左肱骨髓内钉固定（**图 4b**）。

受伤 6 周后：拔除跟骨半螺纹针。

受伤 11 周后：可保持坐位（轮椅）日常生活水平，逐渐开始双下肢全负重站立位训练。

图2 （续）
c. 左跟骨Westheus法固定
d. 左下肢外固定架固定。

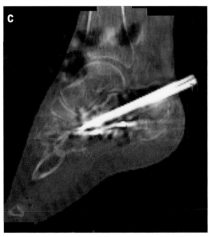
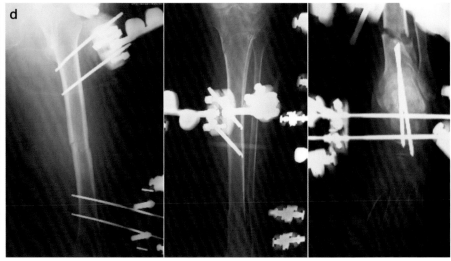

图3 受伤1周后的处置及治疗
a. 左股骨逆行性髓内钉固定。
b. 左胫骨平台钢板固定+胫骨远端髓内钉固定（Hybrid固定）。

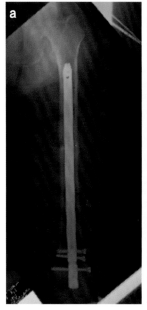
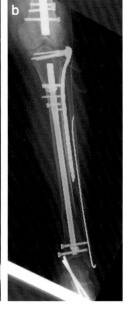

图4 受伤2周后的处置及治疗
a. 右骶髂关节钢板固定。
b. 左肱骨髓内钉固定。

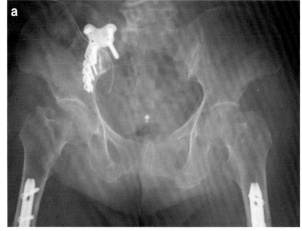
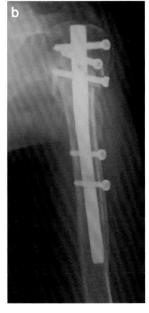

●文献
[1] 大泉　旭, 川井　真, ほか:多発性外傷における四肢外傷の治療戦略. 臨整外, 38
　　(8):1007-1012, 2003.
[2] 日本外傷学会外傷研修コース開発委員会:第11章 四肢外傷. 外傷初期診療ガイド
　　ライン(改訂第3版), へるす出版, 東京, 2008, 179-191.
[3] 糸満盛憲, 田中　正編:4.1 多発外傷：病態生理, 優先順位および治療. AO法骨折
　　治療, 第2版, 医学書院, 東京, 2010, 248-255.
[4] 土田芳彦, 辻　英樹:多発外傷における四肢外傷治療　http://www.geocities.jp/
　　ytutida2002/gaidorain.html
[5] 峰原宏昌, 塗山正宏, ほか:多発外傷の骨折治療. 救急医学, 33:885-890, 2009.

损伤控制骨科
骨折合并颅脑损伤的治疗策略

日本医科大学千叶北总医院急救中心　**原　义明**

治疗方法选择的变迁

多发外伤的患者中，四肢及骨盆骨折合并颅脑损伤（traumatic brain injury，简称 TBI）的病例并不少见。在日本，对于合并颅脑损伤的骨折病例，多数骨科医生不愿手术，而是选择长期骨牵引或石膏固定等保守治疗，这种状况一直持续了较长时间。由此引起的四肢严重功能障碍及并发症也认为没有办法而被默认。然而，后来有文献报告提出，在伤后早期行全部根治性内固定（ETC）有效[1]。但在日本，由于人员不足以及相关医务人员对此理解不够等因素，此理念尚未得到普及。直到近年来有许多单位仍沿袭着"合并颅脑损伤的四肢、骨盆骨折等于长期保守疗法"的理念和观点。

进入 20 世纪 90 代中叶，首先在普外科提出的损伤控制手术的概念逐渐被应用到骨科领域，此后，在急性期采用外固定临时固定骨折，待全身状态稳定后再行根治性固定，这种分阶段治疗方案正在成为标准性治疗。然而，目前仍有许多论文报告显示 ETC 疗效良好，全身状态稳定的解读也是众说纷纭，故统一的治疗方案尚未确立[2]。

本文笔者拟对合并颅脑损伤的四肢、骨盆骨折治疗中 DCO 与 ETC 的优缺点以及治疗选择的指征提出自己的看法，对其治疗策略、最新的观点以及注意事项进行探讨。

TBI的病理生理

在重症监护治疗（ICU）高度发展的今天，合并 TBI 的多发外伤患者的死亡率仍居高不下。其中原因之一就是颅脑的二次损伤即所谓的继发性脑损伤[3]。颅脑损伤的原发性损伤是由外伤当时的物理外力造成的。而二次损伤即继发性脑损伤则是由受伤后缺氧、低血糖、代谢性酸中毒、骨折部的脂肪栓塞、凝血障碍等所激发，以及损伤后产生的生长因子、趋化因子等炎症介质的诱导而引起的，即所谓的"二次打击"[4]。由此而引发的脑水肿不仅仅局限于损伤部位，而是弥漫性发展，最终导致颅内压（intra cranial pressure，简称 ICP）增高。由于不能维持充足的脑灌注压（cerebral perfusion pressure，简称 CPP），神经细胞出现明显的缺血变化并逐渐加重[5]。

治疗策略

对于伴有颅脑损伤的四肢、骨盆骨折，必须避免因骨牵引等处置而要求的绝对卧床。限制体位变换产生的问题不仅仅是压疮问题，它可使许多危及生命的风险大大增加，如以急性呼吸窘迫综合征（acute respiratory distress syndrome，简称 ARDS）、肺不张为代表的呼吸系统并发症以及静脉血栓形成（venous thrombo embolism，简称 VTE）等。此外，由于意识障碍及疼痛不能维持安静，则需大量应用镇静和镇痛药，这样早期就可能出现新的病理变化，给全身管理带来很大困难。

ETC 虽能大致解决上述问题，但受伤后出现的进一步侵袭可诱导炎症性化学介质释放，血压的变化致使脑灌注压降低，细胞外液补充后引起凝血因子稀释性减少，以及低体温等，这些因素都可能诱发颅脑的继发性损伤[6]。另一方面，DCO 可能一定限度地规避了激发二次损伤的侵袭性治疗，而且也获得了一定程度固定作用，因此，被公认为是治疗多发外伤的有效策略。

根据最近关于治疗伴有 TBI 的四肢、骨盆外伤病例的报告，许多结论指出 DCO 与 ETC 的预后没有显著的差异[2]。然而，这些文献大多数都是针对死亡率、住院时间、ARDS 以及多器官功能障碍综合征（multiple organ dysfunction syndrome，简称 MODS）的发病率等进行研究后得出的结论。有关神经学功能预后比较性研究方面尚缺少循证医学的证据，ETC 对神经组织的影响目前也不明了，有待今后大规模调查的实施和报告。

笔者认为，在初诊时，可依据日本昏迷评分系统（Japan coma scale，简称 JCS）和格拉斯哥昏迷评分系统（Glasgow coma scale，简称 GCS）对患者的意识水平进行评价。JCS 1 分和 GCS 15~14 分为轻症，JCS 2 分和 GCS 13~9 分为中等症，JCS 3 分和 GCS 8~3 分为重症。根据评分对伴有 TBI 的四肢、骨盆骨折选择治疗方法。

原则上，对轻症选择 ETC，对重症选择 DCO[7]。有时即使看似轻症但如出现严重的代谢性酸中毒（BE：–5 mmol/L 以下）、低体温（35 ℃以下）以及凝血障碍，也要选择 DCO。

中等症的病例要与神经外科医生会诊，根据具体情况选择相应的治疗方法。意识水平低下的选择 DCO，如有改善倾向则可选择 ETC。

围手术期的 TBI 管理要与神经外科医生取得密切联系，同时 CPP 指标要维持在 70~80 mmHg 水平［CPP=MAP（平均动脉压）–ICP］。

DCO后转换到内固定

除生命体征稳定外，也要确定患者未处于全身性炎症反应综合征（SIRS）的状态。如这两项指标正常，外固定就可转为最终的内固定。有报告指出，在 2~4 d 时转换有可能引起颅脑的二次损伤，应尽量避免[8]。一般平均在受伤后 5~10 d 转为内固定。

把尽可能早期内固定作为目标的理由是，在合并 TBI 的多发外伤的病例中，原则上禁忌应用药物抗凝治疗，而在 DCO 的外固定中，又不能采取避免血栓形成的抗凝处置措施，包括弹性绷带、下肢泵、关节活动度训练等，伤后超过 14 d，针道感染率也相应地增加[7]。

●文献

[1]Bone LB, Johnson KD, et al:Early versus delayed stabilization of femoral fractures. A prospective randomized study. J Bone Joint Surg, 71-A:336-340, 1989.

[2]Nahm NJ, Vallier HA:Timing of definitive treatment of femoral shaft fractures in patients with multiple injuries:a systematic review of randomized and nonrandomized trials. J Trauma Acute Care Surg, 73(5):1046-1063, 2012.

[3]Bayir H, Clark RS, et al:Promising strategies to minimize secondary brain injury after head trauma. Crit Care Med, 31(Suppl 1):S112-117, 2003.

[4]Stahel PF, Morganti-Kossmann MC, et al:The role of the complement system in traumatic brain injury. Brain Res Rev, 27:243-256, 1998.

[5]Bratton SL, Chestnut RM, et al:Guideline for the management of severe traumatic brain injury. Ⅳ. Indications for intracranial pressure monitoring. J Neurotrauma, 24(Suppl 1):S37-44, 2007.

[6]Pape HC, Rixen D, et al:Impact of the method of initial stabilization for femoral shaft fractures in patients with multiple injuries at risk for complications(borderline patients). Ann Surg, 246:491-499, 2007.

[7]Philipson MP, Parker PJ:Damage control orthopaedics. Trauma, 9:245-254, 2007.

[8]Pape HC, Van Griensven M, et al:Major secondary surgery in blunt trauma patients and perioperative cytokine liberation:Determination of the clinical relevance of biochemical markers. J Trauma, 50(6):989-1000, 2001.

损伤控制骨科
骨折合并胸部损伤的治疗策略

大阪府立中河内急救中心副所长　**岸本正文**

四肢骨折的治疗中，原则上应尽可能早期进行内固定。骨折早期内固定有许多优点，如缓解疼痛、预防关节挛缩、早期离床、减少并发症、缩短住院日期等。在伴有多发外伤的四肢骨折的治疗中，直接影响生命的头部、胸部、腹部等外伤多优先治疗，因此骨折的治疗常常受到一定的制约。尽管早期内固定是追求的目标，但对全身状态不佳、不能早期内固定的骨折，外固定就是理想的选择。

对多发外伤病例中的四肢骨折来说，所谓的DCO并不仅仅意味着单纯的初期外固定，其概念是在治疗初期尽量做最小限度的处置，以避免手术侵袭引发全身状态的恶化，而对骨折的根治性治疗则应在全身状态稳定后进行。

合并胸部损伤病例的治疗策略

胸部集中着肺、气管、心脏、大血管等对维持生命发挥重要作用的脏器。这一部位的外伤可导致呼吸障碍、心包填塞性休克及血容量减少性休克等，出现极为紧急且严重的病理生理变化[1]。

◆伴有多发外伤的骨折固定
●适应证
内固定有一定的优点，但只能在病情允许的情况下才能进行。不能实施内固定的病例是外固定的指征。连外固定也不允许的全身状态极其不良的病例，也可仅仅实施骨牵引或现场石膏固定。

●优缺点
对合并胸部损伤病例，骨折早期内固定的优点是：

（1）便于体位变换。

（2）易于排出痰液。

（3）可预防肺炎及肺不张。

（4）可缩短人工呼吸机的上机时间。

（5）可预防急性呼吸窘迫综合征（ARDS）和脂肪栓塞综合征等。

作为缺点，内固定的侵袭性操作可致全身状态恶化，但关于固定时间和固定方法尚无一致意见。

◆历史的变迁

20世纪80年代，有学者提出了ETC的新概念[2]，即对多发外伤的骨折早期实施内固定，并曾有不少疗效良好的报告问世。然而到了90年代，陆续有报告提出，在24 h内对合并胸外伤的股骨骨折早期行髓内钉固定，并发症发生率增加以及死亡率增高[3]。此后，虽然也有不同的看法出现[4-6]，但受伤后早期髓内钉固定是否可行，至今众说纷纭，莫衷一是。

根据经常制定各种指南的美国东部外伤外科学会的相关指南记载[7]，其结论是，内固定的时机要根据病例的全身状态而定。对合并胸外伤的骨折，是实施ETC还是DCO，以及实施ETC时的固定方法，很多情况下难以判定。

◆固定时间与固定方法的确定标准

胸部损伤的病例根据何种标准来确定固定时间和固定方法呢？

在胸部损伤中，直接影响血液氧合的肺挫伤（**图1**）与造成胸廓外伤的肋骨骨折的处理方法是明显不同的。另外，对危及生命的心外伤和大动脉损伤（**图2**）也需要完全不同的处理方法。

笔者单位的治疗流程图显示在**图3**。

ETC禁忌证：

（1）循环状态不稳定。

（2）肺氧合功能低下［动脉血氧分析结果：P/F<300；P/F=动脉血氧分压（PaO_2）/吸入气氧浓度（FiO_2）］。

（3）合并心外伤和大动脉损伤。

外伤诊疗中的死亡三联征是代谢性酸中毒、低体温和凝血障碍。有无三联征也是决定治疗策略的重要因素。然而，在受伤当时无明显异常但病程进行性恶化的情况也有很多，是否实施ETC，需要密切观察再做决定。

图1　右肺挫伤
21岁，男性。
右肺野可见浸润性阴影（箭头所示）。

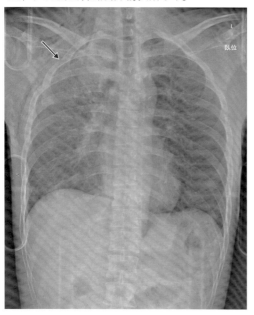

图2　大动脉损伤
39岁，男性。
降主动脉可见剥离（箭头所示）。

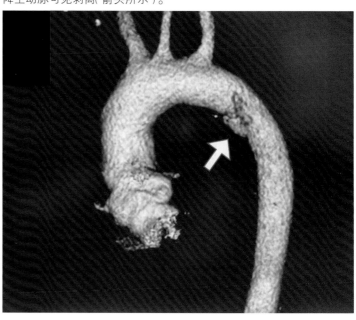

图3　笔者单位的治疗流程图

· 心外伤、大动脉损伤，即使循环稳定也是DCO的适应证。
· 代谢性酸中毒、低体温、凝血功能异常，即使存在其中之一，也是DCO的适应证。
· 在人工呼吸管理中的正压呼吸时，要注意血气胸的恶化情况，必要时预防性置入胸腔引流管。

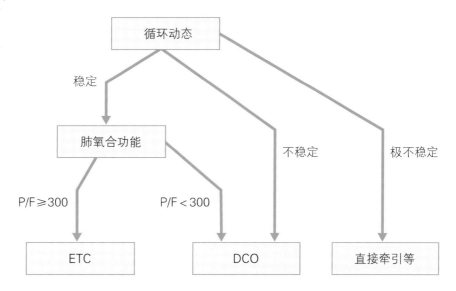

以胸部单纯 X 线片检查为代表的影像检查原则上应反复多次地进行。另外，也要对预期的手术时间和出血量做出判断。必须时刻注意全身麻醉和人工呼吸时的正压呼吸引发的血气胸的恶化。术前也应预防性置入胸腔闭式引流。

选择 ETC 进行内固定时，应选择创伤尽可能小的方法尽快地完成手术。在选择 DCO 进行外固定时注意缩短手术时间也是重要的。

医疗单位的条件和能力也影响选择 ETC 还是 DCO 的决定，选择超越医疗单位能力的治疗策略也是非常危险的。

多发外伤的治疗原则

多发外伤的治疗必须在能组成多学科医生团队医疗的单位进行。另外，不仅医生要努力，护士和所有医务人员的大力协助也是重要的。要经常以患者的立场出发追求良好的治疗，决定治疗的过程也反映了医疗单位的整体风貌。

● 文献

[1] 日本外傷学会外傷初期診療ガイドライン改訂第4版編集委員会編:胸部外傷. 外傷初期診療ガイドライン, へるす出版, 東京, 2012, 71-90.

[2] Bone LB, Johnson KD, et al:Early versus delayed stabilization of femoral fractures. A prospective randomized study. J Bone Joint Surg, 71-A:336-340, 1989.

[3] Pape HC, Aufm'Kolk M, et al:Primary intramedullary femur fixation in multiple trauma patients with associated lung contusion－a cause of posttraumatic ARDS? J Trauma, 34:540-547, 1993.

[4] Boulanger BR, Stephen D, et al:Thoracic trauma and early intramedullary nailing of femur fractures:are we doing harm? J Trauma, 43:24-28, 1997.

[5] Bosse MJ, MacKenzie EJ, et al:Adult respiratory distress syndrome, pneumonia, and mortality following thoracic injury and a femoral fracture treated either with intramedullary nailing with reaming or with a plate. A comparative study. J Bone Joint Surg, 79-A:799-809, 1997.

[6] Brundage SI, McGhan R, et al:Timing of femur fracture fixation:effect on outcome in patients with thoracic and head injuries. J Trauma, 52:299-307, 2002.

[7] Dunham CM, Bosse MJ, et al:Practice management guidelines for the optimal timing of long-bone fracture stabilization in polytrauma patients:the EAST Practice Management Guidelines Work Group. J Trauma, 50:958-967, 2001.

损伤控制骨科

骨折合并腹部损伤的治疗策略

大阪府立泉州急救中心急症外科主任　**渡部广明**

多发外伤因涉及多领域的损伤，故依靠单一学科常常难以完成诊断与治疗。合并腹部损伤患者的骨折治疗也是如此，同腹部外科和急诊科的密切合作是非常重要的。为此，骨科医生必须充分了解和掌握腹部外科的特殊性。

不少腹部损伤危及生命，治疗处理中无疑要把它放在优先地位，否则，即使已稳定的患者也可能出现抢救失败的情况。因此，目前，日本现代创伤评价与治疗（Japan advanced trauma evaluation and care，简称 JATEC）协会制定的《外伤初期诊疗指南》中对初期诊疗的次序与步骤已做了明确的规定[1]。在这个指南中，外伤诊疗上的先后顺序有明确的提示。

关于合并多发外伤患者的骨折治疗策略，日下部等提出了他们医疗中心的治疗方案[2]，其对合并腹部损伤的患者也同样适用。

本文将以对伴有腹部损伤的骨折患者治疗时应了解的关键问题为中心进行阐述，同时兼顾说明合并腹部损伤的特殊性骨折尤其是骨盆骨折的治疗策略。

治疗策略

对伴有腹部损伤的多发外伤的骨折治疗，首先要确立抢救生命为第一要素的观点，必须优先稳定患者的生命体征。最优先的治疗就是控制合并的腹腔内及腹膜后的出血，其后才是对解剖学损伤方面的骨折的治疗。

另外，不稳定型骨盆骨折时，早期固定可稳定循环，所以骨盆的临时固定术是稳定患者循环状态的急救措施之一。充分了解腹部及躯干外伤的特殊性后，再决定骨折的治疗策略。

腹部损伤患者的特殊性和治疗优先顺序

◆止血与损伤控制手术（DCS）

在受伤后数小时内，伴有腹部损伤的患者危及生命的主要病理生理状态就是出血。除腹部重要脏器外，腹腔内大血管也有很多，外伤后出血时，易因出血量大而致出血性休克，使患者处于濒死状态。因此，对包括腹腔内的躯干部出血一定不能漏诊。JATEC 协会推荐在初诊时行创伤超声检查评估（focused assessment with sonography for trauma，简称 FAST）以检查有无腹腔内出血[1]。

经 FAST 确认有腹腔内出血，且患者持续处于休克状态，则必须优先进行腹腔内止血。

另外，从解剖学关系上看，骨盆与脊柱骨折常常合并有腹部外伤[3]，尤其是骨盆骨折，常常引起腹膜后大出血，其与腹腔内出血同样都是危及患者生命的严重损伤。不论是腹腔脏器等引起的腹腔内出血，还是骨盆骨折引起的腹膜后出血，从抢救患者生命角度来看都是急需优先处理的高危病理状态，治疗上首先需要紧急实施止血术。

对于上述持续休克状态下的出血，应实施开腹手术或血管栓塞术等进行止血。如出现了心搏骤停的紧急情况，有必要在左侧开胸先行大动脉阻断术来抢救生命[4]。

大量出血患者极易出现酸中毒、低体温和凝血障碍，即所谓的"外伤死亡三联征"[5]（**图1**）。这种病理状态出现后手术很难继续进行，死亡率极高。在三联征出现之前，如不选择开腹止血这种 DCS 策略，患者很难抢救成功[6]。

选择 DCS 后，应迅速结束手术，患者送往 ICU，尽快去纠正"三联征"。争取在初次手术后的 48~72 h 内再次开腹，完成根治性手术[6-7]（**图2**）。实施 DCS 策略情况下，如预计其后会反复开腹，腹部外伤手术有时可不关腹[8]（**图3**）。尤其是在有关骨盆外固定架的位置上，一定要设计好二期手术的问题。

◆ 消化道的损伤

消化道的损伤是仅次于出血的应优先处理的严重损伤。消化道的损伤虽然与出血相比紧急程度略低，但如发现晚数小时也会引起严重的腹膜炎继而导致败血症，使患者处于危险状态。特别是在采用内植物进行根治性骨折治疗时，一定要避免术前可能出现败血症的情况。消化道的损伤有时在受伤当时没有发现临床症状，但根据受伤机制和腹部所见怀疑消化道损伤时，就应立即行腹部 CT 检查。

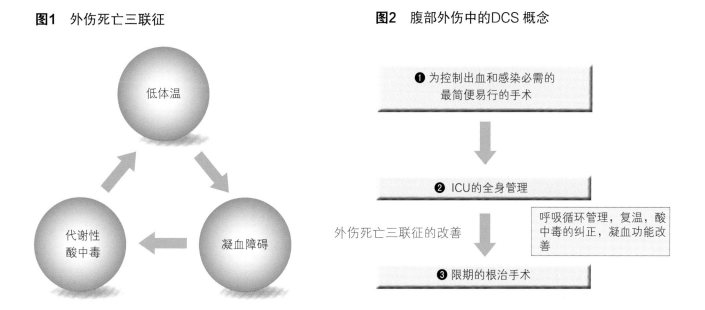

图1 外伤死亡三联征

低体温

代谢性酸中毒

凝血障碍

图2 腹部外伤中的DCS 概念

❶ 为控制出血和感染必需的最简便易行的手术

❷ ICU的全身管理

呼吸循环管理，复温，酸中毒的纠正，凝血功能改善

外伤死亡三联征的改善

❸ 限期的根治手术

图3 腹部DCS中的临时关腹法（真空填塞闭合法）

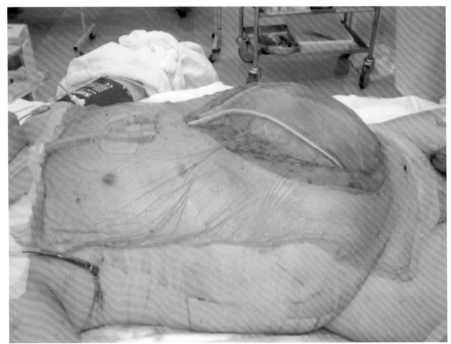

（引自文献8）

对合并腹部损伤患者的骨盆骨折的基本治疗策略

　　腹部出血必须行急诊开腹手术等进行止血，而部分骨盆骨折引起的腹腔内出血则可通过骨科的手术技术来控制出血。

◆不稳定型骨盆骨折引起的出血

　　对不稳定型骨盆骨折引起出血的基本治疗策略是，固定骨折部位以稳定骨盆及针对血管损伤的止血术。

　　稳定骨折部位可通过骨盆外固定架或骨盆C型钳进行[1]，尤其是骨盆C型钳能对骨盆后部直接压迫，可起到稳定骨盆后方结构的作用，效果良好[9, 10]（**图4**）。

　　血管损伤可经导管行动脉栓塞术，在处理血管时间都不允许的情况下也可应用骨盆纱布填塞法[10, 11]。骨盆纱布填塞法可与腹部止血术同时并用，是与重症腹部损伤手术同等的DCS策略的重要一环。

　　笔者医院对重症休克病例的治疗策略是，优先使用骨盆C型钳，其后是应用骨盆纱布填塞与动脉栓塞术。

◆骨盆开放性骨折引起的出血

　　骨盆骨折中尤其开放性骨折（**图5**），由于腹膜后腔的挤压效果丧失，故出血量增加，死亡率增高。

　　直肠损伤虽发病率较低，但预后较差，是病情恶化的重要因素，在制定治疗策略时一定要充分重视。

　　骨盆腔内合并感染有时使人不得不打消实施根治性骨盆内固定术的想法，基本的治疗策略就是控制外出血和防止感染。为避免污染的骨盆腔进一步感染，可在早期于损伤伤口的一侧建立人工肛门。建立人工肛门时要考虑到骨盆外半螺纹针的植入，以及其后预期实施的内固定术，选择人工肛门建立的部位非常重要。另外，合并膀胱尿道的损伤也是阻碍根治性内固定术的因素之一，如担心骨盆腔内污染时，就不得不放弃根治性内固定，而仅仅应用外固定架治疗。

图4　不稳定型骨盆骨折应用的骨盆C型钳

a. 骨盆C型钳固定的外观

b. 单纯X线片

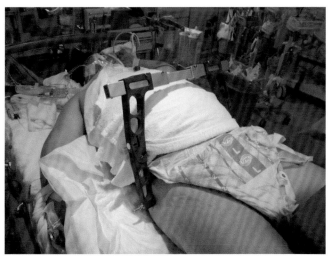
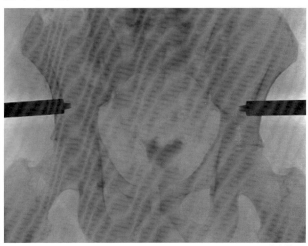

（引自文献12）

图5　伴有直肠损伤的骨盆开放性骨折

a. 外观

b. 清洗缝合前的状态

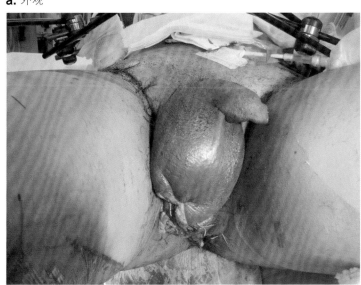
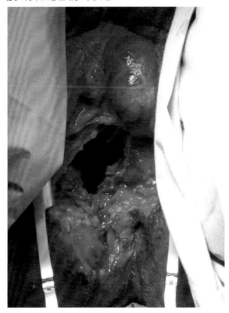

19

●文献

[1] 日本外傷学会外傷初期診療ガイドライン. 改訂第3版編集委員会編, 改訂第3版 外傷初期診療ガイドラインJATEC, へるす出版, 東京, 2008.

[2] 日下部賢治, 小野秀文, 松岡哲也:多発外傷に合併した四肢外傷の治療－全身管理と局所管理の視点から－. 日外傷会誌, 25:120-127, 2011.

[3] Papadopoulos IN, Kanakaris N, Bonovas S, et al:Auditing 655 fatalities with pelvic fractures by autopsy as a basis to evaluate trauma care. J Am Coll Surg, 203:30-43, 2006.

[4] 渡部広明, 水島靖明, 松岡哲也:救命のための緊急開胸術(救命開胸術) Emergency department thoracotomy(EDT)－重症外傷救命への最後のオプション－. 日外傷会誌, 23:61-67, 2009.

[5] Beuran M, Iordache FM:Damage control surgery－physiopathological benchmarks. J Med Life, 1:96-100, 2008.

[6] 渡部広明, 山本博崇, 中尾彰太, ほか:重症肝損傷に対する外科手術的治療戦略とその戦術. Japanese J. Acute Care Surg, 1:47-52, 2011.

[7] Shapiro MB, Jenkins DH, Schwab CW, et al:Damage control:collective review. J Trauma, 49:969-978, 2000.

[8] 渡部広明, 井戸口孝二, 西内達也, ほか:ダメージコントロール手術における一時的閉腹法としてのvacuum packing closure(VPC)法－VPC法は他の一時的閉腹法より優れているか?－. 日救急医会誌, 21:835-842, 2010.

[9] Biffl WL, Smith WR, Moore EE, et al:Evolution of a multidisciplinary clinical pathway for the management of unstable patients with pelvic fractures. Ann Surg, 233:843-850, 2001.

[10] Ertel W, Keel M, Eid K, et al:Control of severe hemorrhage using C-clamp and pelvic packing in multiply injured patients with pelvic ring disruption. J Orthop Trauma, 15:468-474, 2001.

[11] Gansslen A, Giannoudis P, Pape HC:Hemorrhage in pelvic fracture：who needs angiography? Curr Opin Crit Care, 9:515-523, 2003.

[12] 小野秀文, 松岡哲也:骨盤骨折に対するC-clamp, 創外固定, Retroperitoneal packing. 手術, 66:1613-1617, 2012.

多发外伤：脊柱·骨盆

合并脊柱损伤的多发外伤的治疗策略

伴有多发外伤的颈椎骨折脱位、胸腰椎爆裂骨折

琦玉医科大学综合医疗中心急救中心　井口浩一

颈椎骨折脱位

治疗原则

颈椎骨折脱位若患者神志清楚时，迅速应用颅骨牵引进行非手术性复位是安全有效的方法[1]，同时也能期待瘫痪的改善[2]。多发外伤致意识不清时，非手术性复位的安全性不能保障，而手术复位通常危及全身状态，危险性极高。此时应优先考虑合并损伤的治疗，而在全麻下快速地进行非手术复位，多数情况下都是最佳策略。

复位后行 Hallo 器械固定或费城颈托固定，然后送往 ICU，待全身状态稳定后再行最终的颈椎固定术。

复位术前检查

重症多发外伤在初诊时，患者如有呼吸循环方面的危险情况，应首先对此进行诊断和治疗。如复苏处置后患者状况有改善的话，接着就可进行头颈部 CT 和躯干部造影 CT 检查。这一阶段要对颈椎骨折脱位以及颈髓损伤作出初步诊断。颈椎脱位需要迅速地非手术复位，但如有比它更紧急的严重损伤也必须优先处理。头部有挫伤或骨折时，颅骨牵引是禁忌证。另外，颅脑损伤必须手术时，颈椎脱位能否先行复位，这需要与神经外科医生探讨会诊，以决定治疗策略。

颈髓 MRI 原则上在非手术复位后，患者全身状态稳定时再行检查。

处置及手术概要

1 非手术复位　难点

2 初期治疗 Hallo 器械固定(DCO)　难点

3 初期治疗 术前评价（ICU 期间）

4 颈椎手术治疗（最终的固定术）

典型病例的影像资料

【病例1】 适合手术（术前初诊时）

31岁，女性。从二楼跌下摔伤。心脏损伤，C6/7脱位，左胫、腓骨开放性骨折，胸骨骨折，T4、5、6、8骨折（轻度的压缩骨折）。

来院时，腹式呼吸24次/min，脉搏160次/min，血压测不到，意识JCS评分1~3分，怀疑全瘫。立即实施气管插管，同时行超声检查后诊断为心包填塞，立即行心包穿刺。

心包内积血引流后，血压上升至100 mmHg。其后血液继续流出，遂实施紧急开胸术。术中见左心耳损伤，予以缝合，行心脏修复术。心脏和胸腔各放置多枚引流，然后，骨科接着进行处置。

作为DCO计划，当时仅实施了Hallo器械固定。颈椎最终固定则在日后择期进行。

初诊时的颈椎CT矢状位图像，可见C6/7脱位。

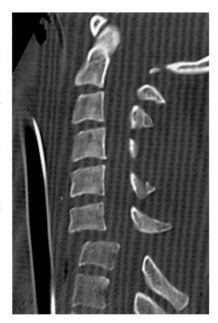

处置（DCO）与手术技术

1 非手术复位　难点

全麻下行非手术复位，方法有颅骨牵引和手法复位，两种方法都有加重瘫痪的危险性。

在患者神志清楚的状态下，颅骨牵引可从 10 kg 开始，在便携式 X 光机摄影的监测下，依次增加重锤 5 kg，最大重量可达 30 kg（需要依患者体重而加减）。如在全身麻醉情况下，为避免过度牵引，应用上述重锤一半的重量是安全的。即从 5 kg 开始，依次增加重锤 2~3 kg，最大重量可达 15 kg（从经验上看 10 kg 左右就能够复位）（**图 1**）。

如行手法复位，安装 Hallo 环时，一定要在透视确认下进行，慎重地牵引复位。

图1　全麻下颅骨牵引行非手术复位
复位后床头抬高，颈椎呈中立位，调整好背部，然后去除重锤。

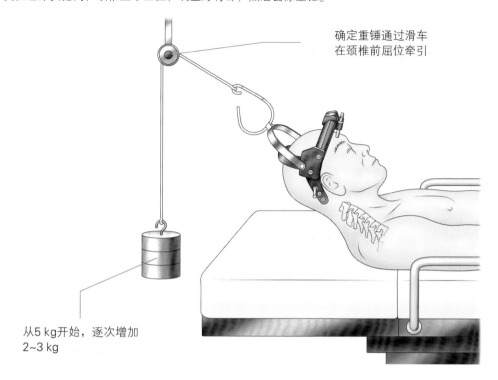

确定重锤通过滑车
在颈椎前屈位牵引

从5 kg开始，逐次增加
2~3 kg

2 初期治疗 **Hallo器械固定（DCO）** 难点

去除重锤后确认患者保持复位位置，迅速地行 Hallo 背心固定。

手术技巧及注意事项

颈椎管狭窄的病例，颈部后屈位固定时黄韧带向前屈曲打折可加重瘫痪。注意要中立位固定，尤其在有椎管狭窄时，略微前屈位固定是安全的。

3 初期治疗 **术前评价（ICU期间）**

如有多发损伤，患者在 ICU 期间要进行头部、胸部、腹部等部位的处置或检查，有时需要早期去除 Hallo 器械固定。另外，采用保守疗法的 Hallo 器械固定常有颈椎再脱位或后曲畸形进行性发展的情况[3]，故原则上需行最终的内固定术。

据文献报告，非手术复位后实施最终的手术，前路固定和后路固定没有明显差异[4]。考虑有气管切开的可能，原则上行后方固定，但如需摘除椎间盘，则需选择前方固定。术前需行 MRI 检查，确认椎间盘突出的大小，以决定手术的入路。另外，为评价椎动脉损伤的情况，可行 MRI 血管造影或 CT 造影。

4　颈椎手术治疗（最终的固定术）

以前采用前路减压固定术的病例较多，而最近后路固定的呈绝大多数。侧块螺钉及椎弓根螺钉都可应用，但有时侧块及椎弓根部位存在骨折，手术时应尽量避开这些骨折部位。有不全瘫的颈椎管狭窄病例，可同时行椎管扩大成形术。

典型病例的影像资料

【病例1】 **适合手术（术后经过）**

安装Hallo外固定架，透视下实施手法复位。

a.手法复位后的颈椎单纯X线侧位片。复位后，安装Hallo外固定架。操作时输液不停，徐徐安装，连接颅环。然后，行胫骨开放性骨折的清洗、清创及安放外固定架。

b.颈椎单纯X线侧面像。术后C7出现完全瘫。有肺不张，估计需长期人工辅助呼吸，未行MRI检查。伤后第3日，行后路侧块螺钉固定术，恢复颈椎生理前弯。伤后第9日行胫骨髓内钉固定术，伤后第18日，行气管切开术。病程中，CT造影显示肺动脉末梢肺栓塞，但无症状，之后给予抗凝治疗。约1个月时间的ICU治疗，未见瘫痪改善。

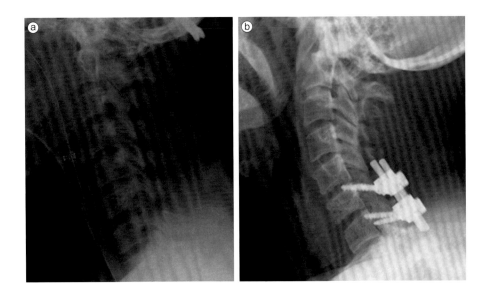

【病例1】 **适合手术（术后经过）**

5 二期手术 通过椎体成形进行前柱重建（**图5**）

先将植入脊椎的内固定器械保持原位状态，然后经伤椎的椎弓根植入导针，通过器械对旋转移位的椎体进行复位，用锐性刮匙上抬塌陷的终板，使头侧终板平坦化。这些操作均在椎体内进行（**图 5-1**）。

如预计需术中透视观察椎管内骨折块复位情况，则需行部分椎弓切除，椎管内骨折块向腹侧砸压。椎体复位后，向椎体内填充 β 磷酸三钙（β–tricalcium phosphate, β–TCP），量约 10 g。

6 二期手术 椎体成形部位的椎弓根螺钉植入（**图6**）

为支撑椎体成形处的头侧终板，在该椎体植入万向螺钉（CD Horizon™ Legacy™ 器械）。

应用预先穿过钛棒的连接装置，将植入的椎弓根螺钉与钛棒连接起来，左右棒用两个横联连接固定，完成坚强的长节段固定（**图7**）。

图5 通过椎体成形术行前柱重建

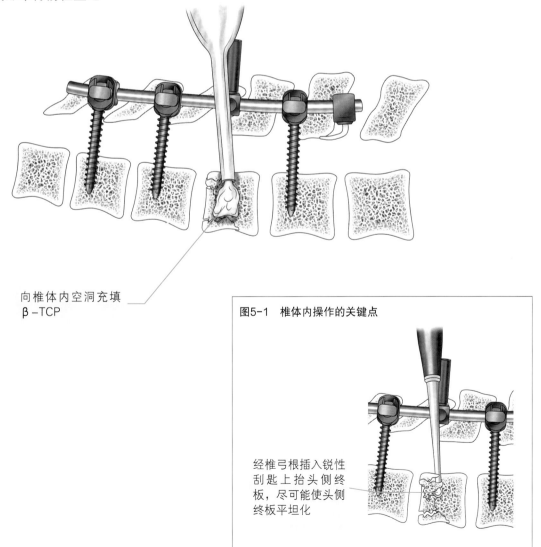

向椎体内空洞充填 β–TCP

图5-1 椎体内操作的关键点

经椎弓根插入锐性刮匙上抬头侧终板，尽可能使头侧终板平坦化

图6 向椎体成形部植入椎弓根螺钉

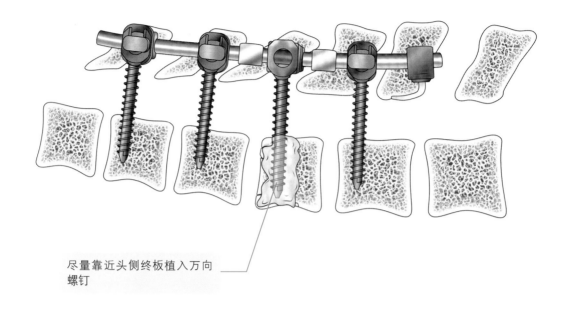

尽量靠近头侧终板植入万向
螺钉

图7 完成坚强的长节段的固定

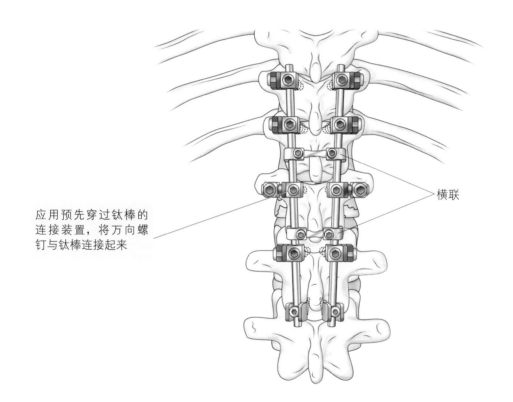

应用预先穿过钛棒的
连接装置，将万向螺
钉与钛棒连接起来

横联

典型病例的影像资料

【病例2】适合手术（术后）

DCS后的CT示头侧终板移位明显，尾侧终板复位良好（a，b）。

判断有从后路行前柱重建的适应证，在伤后第9日实施了最终固定术（c，d）。头侧终板虽残存一些不整，但前柱的椎体高度已恢复（e，f）。

a.DCS后的腰椎CT MPR矢状位像，L1头侧终板有缺损（箭头所示）。

b.DCS后的腰椎L1CT横断位像，椎体右半残存旋转移位。

c.最终固定术后的胸腰椎移行部单纯X线正位片，显示应用两个横联，呈"井"字坚强固定。

d.最终固定术后的胸腰椎移行部单纯X线侧位片，显示伤椎植入螺钉角度及稳定性好，头侧终板支撑良好。

e.最终固定术后的腰椎CT MPR矢状位像，显示L1椎体高度恢复但头侧终板残存些不整。

f.最终固定术后的腰椎L1CT横断位像，显示椎体旋转移位复位良好。

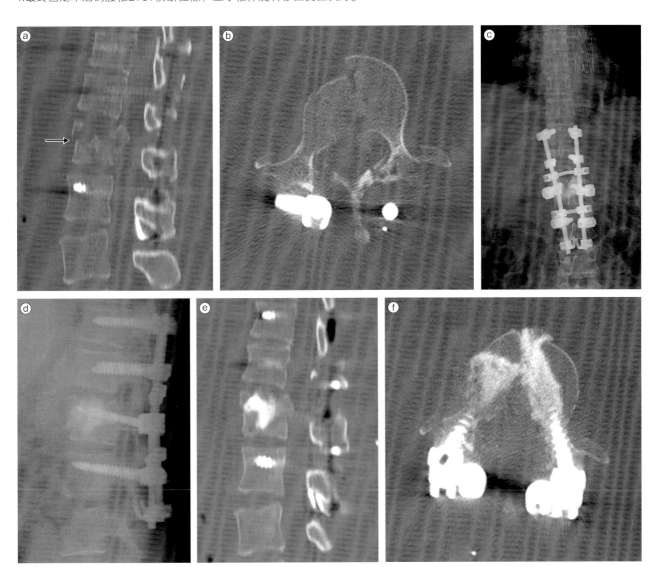

术后并发症及对策

◆呼吸道并发症

对伴有多发外伤的脊柱损伤的治疗来说，预防呼吸道并发症是十分重要的。坚强的内固定和有效的外固定都可达到体位变换和坐位的目的，充分的肺部物理疗法也是非常有效的。

◆静脉血栓栓塞

多发外伤和脊髓损伤都具有发生静脉血栓栓塞的高风险，并发静脉血栓栓塞的概率极高。从初诊时就应监测 D- 二聚体，密切观察其动态变化。一旦出现下肢肿胀疼痛等症状，应立即行超声波或造影 CT 检查，力图早期发现和诊断。为预防重症肺栓塞的发生，患者应尽可能早期离床开始理疗，拔出引流管后即应开始抗凝疗法，密切观察病情变化。

术后康复治疗

从最终手术后的第一天即可嘱患者坐起，术后第二天佩戴腰围坐轮椅活动。

术后一年拔钉，如有椎板不整可行椎间融合。与关节内骨折一样，不融合也能达到椎体骨折愈合当然是理想的目标。

●文献

[1] Lee AS, MacLean JCB, et al:Rapid traction for reduction of cervical spine dislocations. J Bone Joint Surg, 76-B:352-356, 1994.

[2] Newton D, England M, et al:The case for early treatment of dislocations of the cervical spine with cord involvement sustained playing rugby. J Bone Joint Surg, 93-B:1646-1652, 2011.

[3] Hadley MN, Fitzpatrick BC, et al:Facet fracture-dislocation injuries of the cervical spine. Neurosurgery, 30:661-666, 1992.

[4] Brodke DS, Anderson PA, et al:Comparison of anterior and posterior approaches in cervical spinal cord injuries. J Spinal Disord Tech, 16:229-235, 2003.

[5] Dimar JR, Carreon LY, et al:Early versus late stabilization of the spine in the polytrauma patient. Spine, 35:S187-192, 2010.

多发外伤：脊柱·骨盆

合并颈椎和胸椎多发外伤的脊髓损伤的全身管理和DCO

综合脊柱损伤中心骨科部长　**前田 健**

全身管理的关键点

在伴有脊髓损伤患者的治疗中，当然最优先的处置就是抢救生命。但其间如何保护脊髓及如何防止脊髓的继发损伤也是关键问题之一。

治疗中要确保脊髓损伤局部的稳定，但在合并严重的胸腹部脏器损伤时，通常 Hallo 背心或躯干整形矫正支具安装困难，多数场合只是用颈托保护或者沙袋固定，在一定程度上起到保护作用。即使在这种状态下，定期的（2~3 h）体位变换也是重要的。半侧卧位较好，可充分利用枕头，从颈椎到躯干轴样翻身，定期左右变换体位。

如全身状况允许，应及早手术稳定局部，进而使患者可取坐位和早期离床。

◆激素等治疗的注意事项

1990 年美国国家急性脊髓损伤研究（national acute spinal cord injury study，简称 NASCIS）报告了在伤后 8h 内大剂量应用激素疗法对脊髓损伤有效[1]。此后，临床上长时间进行了大剂量甲基泼尼松龙琥珀酸钠的激素疗法。推荐的给药方法是在受伤后 8 h 内，先给予 30 mg/kg，15 min 静脉输入，间隔 45 min，然后以 5.4 mg/（kg·h）持续滴注 23 h。然而近年来，激素疗法效果不明显以及强调激素不良反应（激素性溃疡、感染及糖尿病恶化等）的报告也散见报道[2-3]，对激素疗法的意义提出了质疑。目前，在笔者单位激素疗法已不常规应用。

有人推荐，为保护受损伤的脊髓，应维持急性期的血压，同时充分地保障脊髓的血流（后述）[4-6]。此外，也有不少报告指出，糖尿病的患者外伤后易出现高血糖，而高血糖的持续对已损伤的中枢神经会带来恶劣的影响[7]，应该引起注意。激素疗法临床效果不明显，可能是因为激素引起的血糖上升与其抗炎效果相抵触所致。

治疗原则

颈椎与腰椎有多处骨折时，其各自骨折部位的治疗原则基本相同。

（1）如有需要切开复位及内固定的，在全身状态允许的情况下应尽早手术，早期开始康复。

（2）术中如需变换体位应慎重进行，尤其颈椎骨折的患者更要特别注意。如使用 Stryker 公司的旋转手术床（**图 1**）可安全地进行前后路联合手术。

图1 Stryker公司研制的旋转手术床

a

颈椎牵引约2kg状态下，患者于床上前后牢固夹紧，注意勿压迫阴茎等部位

将手术床缓慢旋转后再次固定

b

露出背部术野

c

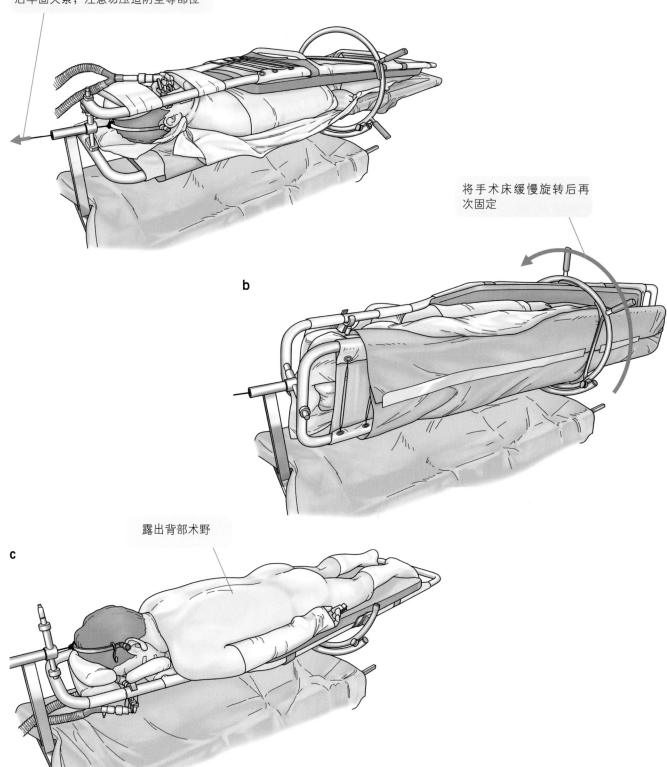

手术适应证

中下段颈椎外伤需行前后路联合手术的适应证是：

（1）严重的椎体粉碎性骨折，且后方结构（椎弓和后方韧带）也严重损伤，手术可确保骨折部的稳定性。

（2）伴有关节交锁的颈椎前脱位，单纯后路切开复位有椎间盘突出的高度风险，手术可去除前方的椎间盘，防止脊髓的继发性损伤。

术前准备

（1）全身状态的把握及详细的神经学评价。

（2）检查术野皮肤有无外伤，特别是合并胸腰椎损伤时。

（3）结合 3D–CT 和 MPR 像详细确定骨折分型，确定侧块螺钉与椎弓根螺钉能植入的椎体。

（4）对下段颈椎损伤行后路复位固定时，由于肩的阻挡，术中 X 线侧位片多难以显示复位情况。可用布带牵引肩部，使损伤部位在 X 线片上能易于显示，同时适当牵引颈椎，尽可能确保达到在术前牵引下 X 线片的复位程度。

手术概要

1 Stryker公司研制的旋转手术床上的俯卧位

2 颈椎后路切开，关节交锁复位

3 后路恢复力线并固定

4 变换体位

5 颈椎前入路显露

6 骨折部的显露及骨移植

典型病例的影像资料

【病例】 适合手术（术前）

28岁，男性。高处坠落伤（Frankel分级A型）。

a. CT。C6两侧椎弓根骨折,C6/7左侧椎间关节脱位交锁（箭头所示）。C7椎体爆裂骨折,纵向分离。T1椎体也纵向分离骨折,但较稳定。C6至T1亦见椎弓骨折。

b. MRI T2加权像有软组织损伤，同时可见大范围的脊髓内高信号改变。

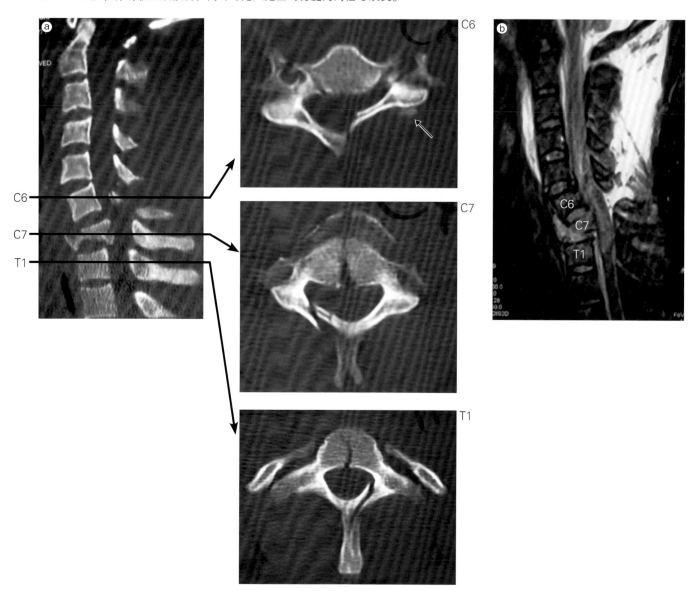

手术技术

1 Stryker公司研制的旋转手术床上的俯卧位（**图1**）

通常可用 Mayfield 颅骨固定器慎重地进行体位变换，特别是对不稳定的颈椎骨折脱位患者以及颈椎、胸腰椎多发骨折的患者，使用旋转手术床可安全地进行体位变换。颈椎牵引通常给予 2kg 左右。术中颈椎体位固定后，根据需要可增加牵引重量。也可嘱麻醉师用手牵引或调整颈部屈曲及伸展的程度。

> **手术技巧及注意事项**
>
> 如没有通常用的 Mayfield 颅骨固定器，使用旋转手术床也可极安全地进行体位变换，颈椎的术中牵引也能实施。但是，与使用 Mayfield 颅骨固定器相比，颈椎屈曲伸展方向的自由度可能略受限制。

2 颈椎后路切开，关节交锁复位（**图2**）

颈后正中切开，骨膜下显露椎弓。由于伤后血肿及肿胀，有时软组织出血较多，显露略有困难。如有关节交锁，局部应充分剥离显露，使用棘突间开大器和骨把持钳，上下棘突穿孔，利用曲锥尖部垂直撬拨进行复位。

> **难点解析**
>
> 不能复位！
> 在复位困难时，用磨钻将下位椎的上关节突头侧削去 1/4 左右，可有助于复位（**图 2-1**）。这时也可请麻醉师帮助行颈椎牵引。

3 后路恢复力线并固定（**图3**） 难点

除 C2 及 C7 颈椎以外，笔者对其他颈椎基本上不使用椎弓根螺钉，而使用侧块螺钉。在侧块中点稍内下方入点，向外上方倾斜 20° 植入螺钉。侧块基本上为单皮质固定，如感觉固定不牢也可慎重地贯通对侧行双皮质固定。有侧块骨折等不能安放螺钉的情况下，可适当地向上下延长固定节段。单纯的前脱位等稳定性问题不大，使用棘突钢丝捆扎取代钉棒系统也能获得牢固的固定。在上下棘突穿孔，用直径 1 mm 钢丝行 "8" 字固定。然后行后方骨移植，从髂骨采取板状移植骨铺于棘突两侧，再追加钢丝固定[8]。

> **手术技巧及注意事项**
>
> 伴有严重椎体骨折和脱位的病例，仅行前路复位植骨后，有时尚需后路手术确保复位稳定。下位颈椎损伤 X 线侧位片难于观察，在摆体位时就应想到复位后 X 线检查的问题，这时可用布带充分向下牵引双肩以利颈椎拍照。

图2 后方显露后行脱位复位

C5、C7棘突牵引下应用Penfield剥离子使脱位复位

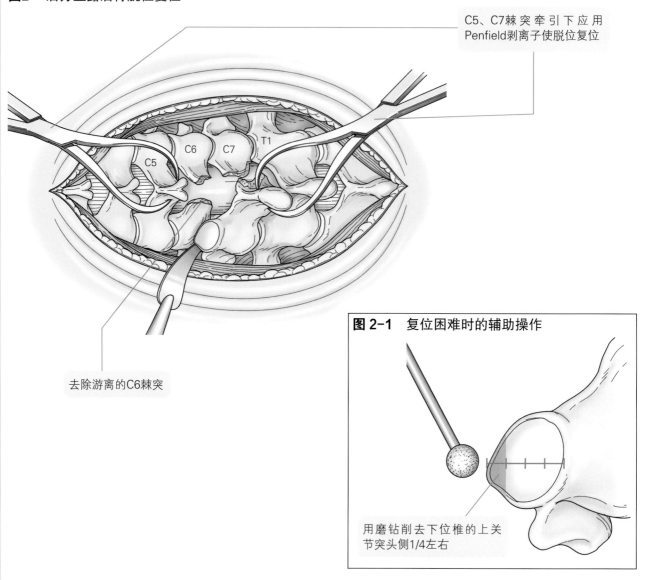

C6 C7 T1 C5

去除游离的C6棘突

图 2-1 复位困难时的辅助操作

用磨钻削去下位椎的上关节突头侧1/4左右

图3 后方固定后

T1、T2椎弓根螺钉固定

C4、C5外侧块螺钉固定

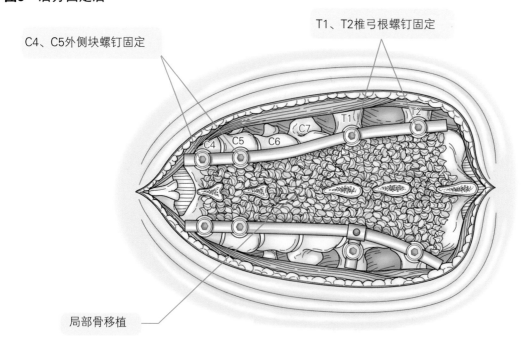

C4 C5 C6 C7 T1 T2

局部骨移植

4 变换体位

俯卧位完成后以相反的顺序使用旋转手术床转为仰卧位。去除颅骨牵引，根据需要略微旋转颈椎，用布带将颈椎固定在手术床上。

5 颈椎前入路显露

与常规手术入路同样，沿胸锁乳突肌前缘纵行切开，或横向切开并显露，直达椎体前方。有时，由于软组织肿胀，颈长肌也难于辨认，而且椎体前面及颈动脉也触摸不清，但内外侧容易触及。术中边注意观察胸骨、颈长肌等标志，边留意（不要损伤）正中结构进行手术显露（**图4**）。

确定椎间盘后应用X线术中定位，此时，可做髂骨取骨，留作其后移植备用。

6 骨折部的显露及骨移植

剥离颈长肌，安放自动牵开器，然后用电刀显露骨折部位的头尾侧椎间（**图5**）。骨折椎体常常在正中部位有纵裂，这在左右定位方面常会发挥很大作用，在术前3D-CT检查上当然最好也要明确。

适度切除病变椎体头尾侧的椎间盘，再次定位。骨折椎体易出血，适当去除骨折片，用磨钻等修整好最终放入预定移植骨的空间。当用磨钻处理椎管内嵌入的骨块时，切忌向椎管内推压，要时刻注意可能发生后纵韧带与硬脊膜合并损伤的可能性。移植骨根据国际分类法植入全层皮质骨（**图6**）。

图4 颈椎前方入路

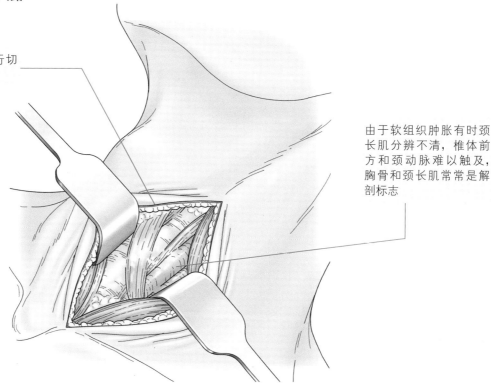

沿胸锁乳突肌纵行切开

由于软组织肿胀有时颈长肌分辨不清，椎体前方和颈动脉难以触及，胸骨和颈长肌常常是解剖标志前方显露时要注意预防正中组织结构损伤，这是非常重要的。胸骨柄上端、颈动脉、颈长肌、椎体骨折线及两侧 Luschka 关节（钩椎关节）等都是应留意的解剖标志。粉碎性的左右骨折块的外侧即为椎动脉，随意地牵拽骨折块常有损伤椎动脉的风险。

图5　从前方显露骨折部

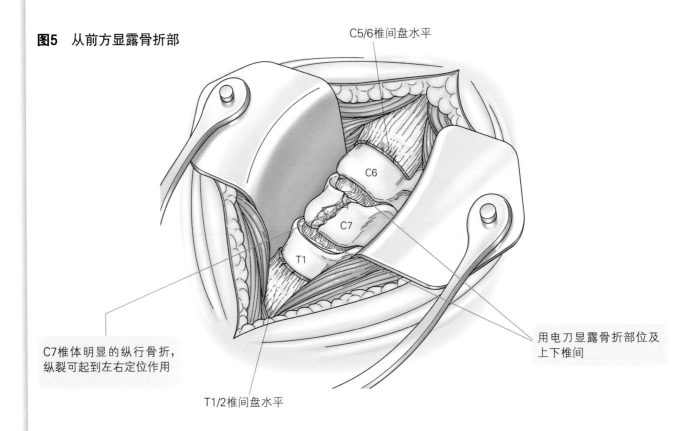

C5/6椎间盘水平

C6

C7

T1

C7椎体明显的纵行骨折，纵裂可起到左右定位作用

T1/2椎间盘水平

用电刀显露骨折部位及上下椎间

图6　前方骨移植
依据国际分类法行骨移植

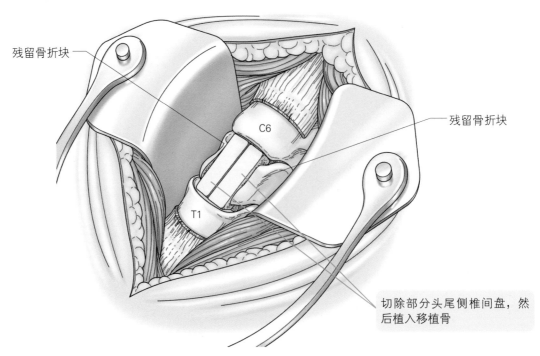

残留骨折块

残留骨折块

C6

T1

切除部分头尾侧椎间盘，然后植入移植骨

40

典型病例的影像资料

【病例】**适合手术（术后）**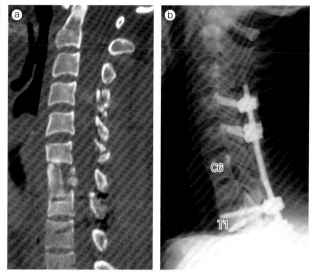

a.术后当时CT。
b.术后6个月的X线片。

术后疗法

佩戴颈托，手术后即可离床开始康复活动。

急性期的体位变换每2~3 h进行一次，尽可能早期坐起及离床，去康复室锻炼。

佩戴颈托时间：无骨折脱位的颈髓损伤为2~3 周，行手术治疗的骨损伤患者通常为4~8 周。

伴有四肢瘫（颈髓损伤）的急性期并发症的对策

◆呼吸系统并发症

这是颈髓损伤最应重视的并发症。血液的氧合不足，不仅可给损伤的脊髓带来恶劣影响，而且也与患者生命预后关系紧密。避免过度输液、加强吸痰、频繁体位引流及叩背等措施可促进排痰，对患者十分重要。

出现胸水和肺水肿时，应给予利尿剂（呋塞米等）和白蛋白制剂，必要时可行胸腔引流。另外，也极易发生包括误吸性肺炎在内的肺部炎症，应给予适当的抗生素。

如呼吸状态不稳定，应行气管内插管或气管切开。对于颈髓损伤患者，笔者单位的治疗原则是：完全瘫、肺活量 <500 mL 以及高龄者等，只要存在呼吸功能不全的危险，就极力主张行气管切开[9]（**图7**）。

◆循环系统并发症

颈髓损伤后副交感神经亢进，尤其在急性期易出现低血压。为确保脊髓血流的供应，在急性期（受伤后1周左右），应尽量保证收缩压不低于80 mmHg，如可能最好达到90 mmHg以上。给予患肢抬高位、腹带、多巴胺持续滴注等对症处置。

适当的输液虽有必要，但过度输液纠正低血压也易引起肺部并发症，要十分注意。另外，即使在急性期，积极鼓励早期坐起，也能预防其后的顽固性体位低

图7 气管切开的决策流程图（CART分析）

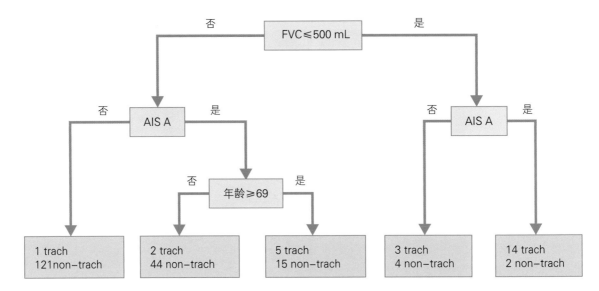

FVC：用力肺活量（入院时）
trach：需要气管切开的患者
non-trach：不需要气管切开的患者
AIS A：美国脊髓损伤协会损伤评分 A

（引自文献9）

血压。

◆肺动脉栓塞

据报道，脊髓损伤患者的深部静脉血栓（DVT）的发病率为 5%~26%[10]，各家报告差异较大（笔者单位为 9%）。DVT 形成多在最初的 2 周内，而在受伤 3 个月后，出现肺栓塞的病例逐渐减少。

作为预防，可佩戴弹性绷带，如不全瘫可鼓励下肢运动。为筛选病例，笔者单位对全部病例行 D- 二聚体值测定，大致分界值为：无骨折脱位型颈髓损伤为 10 μg/dL 以上，骨折脱位病例为 15 μg/dL。然而，在多发损伤初期该值较高，有时可超过 100 μg/dL，所以判定也很困难。

怀疑 DVT 时可行下肢静脉超声检查。DVT 确诊后，应给予肝素、华法林治疗，至少在活化的部分凝血活酶时间（APTT）达标前，要控制康复活动，保持安静。

◆消化系统并发症

急性期的问题就是消化性溃疡。由于交感神经阻断引起胃十二指肠黏膜血管的扩张与血流停滞，使组织处于缺氧状态，这时，胃酸和促胃液素分泌亢进，致使溃疡发生。此外，精神紧张、激素及消炎镇痛药的应用等也是原因之一。笔者单位在受伤后数日内预防性给予 H_2 受体拮抗剂。

●文献

[1] Bracken BM, Shepard MJ, et al:Methylprednisolone or naloxone treatment after acute spinal cord injury. Results of the second National Acute Spinal Cord Injury Study. N Eng J Med, 322:1405-1411, 1990.

[2] Pointilart V, Petiijiean ME, et al:Pharmacological therapy of spinal cord injury during the acute phase. Spinal Cord, 38:71-76, 2000.

[3] Itoh Y, Sugimoto Y, et al:Does high dose methylpredonisolone sodium succinate really improve neurological status in patients with acute cervical cord injury? A prospective study about neurological recovery and early complications. Spine, 34:2121-2124, 2009.

[4] Osterholm JL:Pathophysiological response to spinal cord injury:The current status of related research. J Neurosurg, 40: 5-33, 1974.

[5] Tator CH:Ischemia as a secondary neural injury. Neurobiology of Central Nervous System Trauma, Oxford University Press, 1994, 209-215.

[6] Kubota K, Saiwai H, et al:Neurological recovery is impaired by concurrent, but not by asymptomatic pre-existing spinal cord compression after traumatic spinal cord injury. Spine, 37:1448-1455, 2012.

[7] Haddad SH, Arabi YM:Critical care management of severe traumatic brain injury in adults. Scand J Trauma Resusc Emerg Med, 20:1-15, 2012.

[8] 植田尊善:前方脱臼骨折に対する前方後方法－棘突起ワイヤリングを中心に. 新OS NOW No. 3, 脊椎外傷の手術療法, メジカルビュー社, 東京, 1999, 50-65.

[9] Yuguè I, Okada S, et al:Analysis of the risk factors for tracheotomy in traumatic cervical spinal cord injury. Spine, 37:E1633-E1638, 2012.

[10] Sugimoto Y, Ito Y, et al:Deep venous thrombosis in patients with acute cervical spinal cord injury in a Japanese population:assessment with Doppler ultrasonography. J Orthop Sci, 14:374-376, 2009.

多发外伤：脊柱·骨盆

合并胸腹部脏器损伤的胸椎骨折脱位、腰椎爆裂骨折的全身管理和脊柱DCO

日本大学医学部骨科系骨科　　　　　上井 浩

日本大学医学部骨科系骨科主任教授　德桥泰明

治疗原则

对于伴有截瘫的患者，如能允许全麻手术，在受伤后 24 h 内可实施后路减压及内固定手术。无截瘫患者，尽可能在受伤后 72 h 内实施不减压的内固定手术。此时根据 DCO 理念，应毫不迟疑地实施经皮椎弓根螺钉长范围固定。此术式可避免创伤较大的胸腹部前路手术，使体位变换和起床成为可能，便于护理和全身管理。其结果是患者可早期离床，早日开始康复，同时并发症发生率低，功能改善好。

术前准备

◆影像学检查

为确定椎弓根螺钉能否植入及螺钉的规格，脊椎 CT 的横断面及矢状面图像是必须的。另外，在可能有多发脊柱骨折的病例，应行 MRI 的 T1 加权像和抑脂像（STIR）检查，以确定椎体骨折的有无。

◆麻醉及体位的准备

全身麻醉，使用 4 点支持的体位架，髋关节呈伸展位，以利行骨折椎体的体位复位。预先在透视下描记好椎弓根的位置（**图 1**）。

图1 麻醉及体位

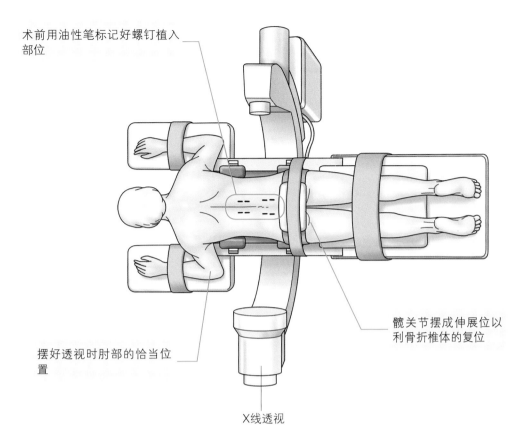

术前用油性笔标记好螺钉植入
部位

髋关节摆成伸展位以
利骨折椎体的复位

摆好透视时肘部的恰当位
置

X线透视

手术概要

1 初期治疗 难点
经皮椎弓根螺钉植入

3 初期治疗
钛棒的选择和折弯

2 初期治疗 应用HA颗粒经皮椎体
成形

4 初期治疗 难点
钛棒的植入与固定

5 初期治疗
设备的拆卸和切口闭合

典型病例的影像资料

【病例】 **适合手术（术前）**

78岁，男性。脊柱多发爆裂骨折（T7、T9、T12），合并两侧血气胸及左肺挫伤。

a. 脊柱单纯CT，可见T7、T9、T12椎体爆裂骨折，骨折块轻度进入椎管。

b. 胸部单纯CT，可见两侧多发肋骨骨折，两侧血气胸及右肺挫伤。

c. 脊柱MRI T1加权像；d. T2加权像；e. STIR像。可见除T7、T9、T12椎体爆裂骨折外，T8、L1~3椎体也有信号改变。

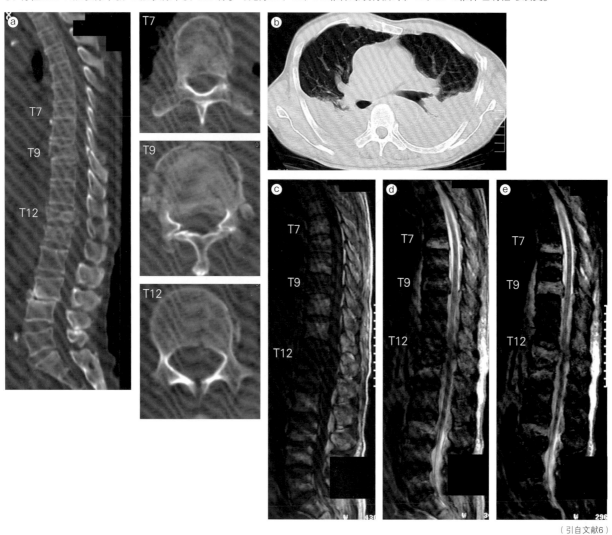

（引自文献6）

46

手术技术

1 初期治疗 经皮椎弓根螺钉植入 难点

目前，能提供经皮椎弓根螺钉的厂家很多，笔者单位使用的是 Stryker Spine 公司研制的 MANTIS Spine System®，这套器械即使对多节段固定的钉棒安放也是简便易行的。椎弓根螺钉植入前，透视下预先确认好椎弓根的位置。在透视正位像上，腰椎距椎弓根外缘约 2 cm 外侧，胸椎距椎弓根外缘约 1 cm 外侧，以椎弓根正中为中心纵行切开皮肤约 2 cm（**图 2**）。腰椎螺钉植入需有外侧向内侧的内倾角度，横切口钉棒易于连接，因此，除最头侧及最尾侧外，其他部位也可采用横切口。为便于连棒，最头侧和最尾侧纵切口也可各自延长到 3 cm。

尖刃刀切开筋膜后，用示指或骨膜起子钝性剥离肌肉。在腰椎可用示指"导航"确认椎弓根钉植入点（**图 3**）。在横突正中触摸到上关节突的移行部，在该部位临时置放中空导针或活检骨穿针，用 Kelly 钳把持住（**图 4**）。这些操作的目的是

图2 螺钉植入部位的皮肤切口

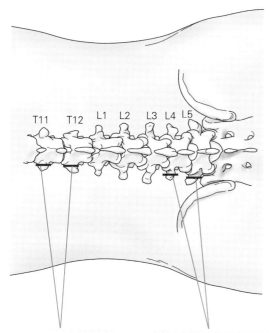

T11 T12 L1 L2 L3 L4 L5

胸椎在距椎弓根外缘约 1 cm 外侧做纵切口，长约 2 cm

腰椎在距椎弓根外缘约 2 cm 外侧做纵切口，长约 2 cm，最头侧与最尾侧切口为 3 cm

图3 决定螺钉植入点的位置

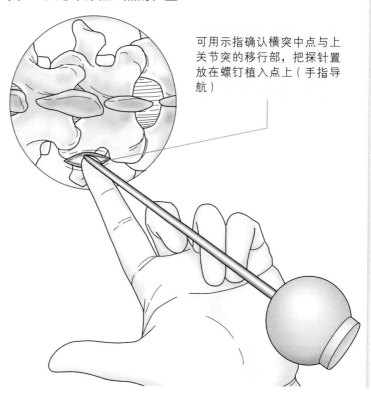

可用示指确认横突中点与上关节突的移行部，把探针置放在螺钉植入点上（手指导航）

尽量减少无效的 X 线被曝剂量。在胸椎，与活检骨穿针方法相比，透视下操作更容易找到手指下的穿刺位点。在正侧位透视下，调整好中空探针的植入方向和角度，用小锤叩击，缓缓打入（**图 5**）。从侧位像看到中空探针进入到椎弓根正中后，再正位确认，如未接触到椎弓根内缘，则在此方向继续进入。若正位像提示已接触到椎弓根内缘，则再行侧位像检查。如果中空探针已经从椎弓根底部通过，则证明其未从植入通道穿出。

拔出中空探针内筒，插入导针，然后再拔出外筒。再插入扩张器以确保操作空间。侧位透视下攻丝，为避免导针穿出椎体前方，此时需频繁透视检查。骨质疏松症的椎体和骨折椎体，攻丝时导针容易穿破到椎体前方，需要特别注意。拔

图4 减少X线曝光次数

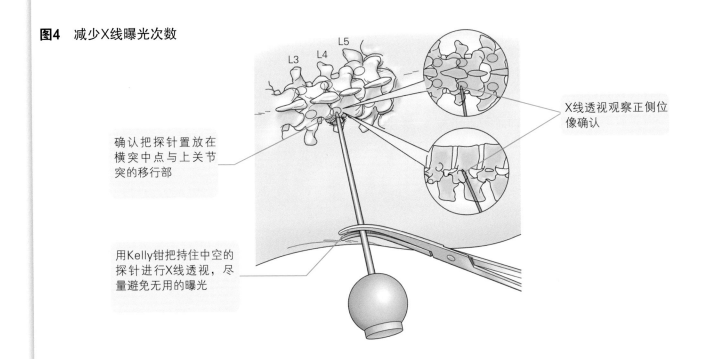

确认把探针置放在横突中点与上关节突的移行部

X线透视观察正侧位像确认

用Kelly钳把持住中空的探针进行X线透视，尽量避免无用的曝光

图5 用中空探针探测

正侧位透视确认中空探针的植入方向和角度

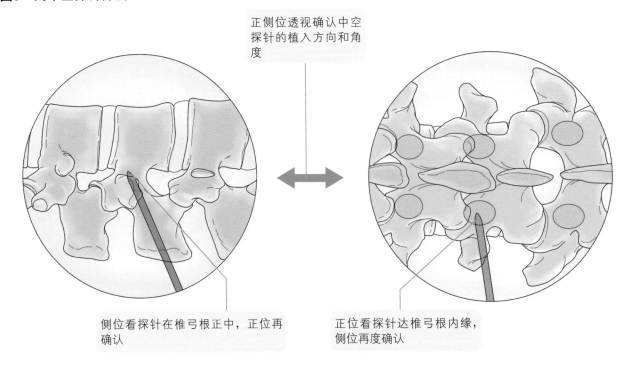

侧位看探针在椎弓根正中，正位再确认

正位看探针达椎弓根内缘，侧位再度确认

图6 螺钉植入

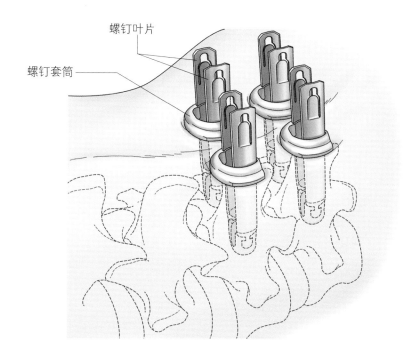

螺钉叶片

螺钉套筒

出丝攻时，用 Kocher 钳等夹住导针以免拔出。其后将螺钉穿过导针拧入。此时与攻丝时同样，需要频繁侧位透视检查以免导针穿孔到椎体前方。螺钉尖端穿过椎弓根后，就可拔出导针直接拧入螺钉（**图6**）。

手术技巧及注意事项

· 螺钉植入时，为避免导针穿出椎体前方，此时需频繁透视检查。

难点解析

导针穿破椎体！
　　立即与麻醉医师沟通信息，确认患者生命体征有无变化。如生命体征有明显变化，迅速请血管外科医生会诊，尽快对症处置。如生命体征无明显变化，拔出导针，密切观察病情变化。

---

2 初期治疗 应用HA颗粒经皮椎体成形

　　与椎弓根螺钉植入的步骤相同，透视下向椎弓根内用小锤叩击打入中空探针。确认位置正确后，导针引导下予以攻丝钻孔，腰椎直径为 6.5 cm，胸椎为 5.5 cm。为便于植入孔内之后的器械操作，这时也可拔出导针。

　　其后，使用植骨器将椎体后方残存的松质骨向椎体前方砸实，制作成椎体前壁，以使其后植入的 HA（羟基磷灰石，hydroxyapatite）颗粒不能从前方薄弱的部位逸出（**图7a**）。用水平抬高器尽可能地恢复椎体高度，椎体终板未破裂的话就可缓慢地反复向头尾侧推压（**图7b**）。使用专用植骨器将 HA 颗粒填充到椎体中央（**图8**）。填充时可用金属锤慢慢叩击外筒，逐渐地将松质骨和 HA 颗粒填满四壁直到椎体前方。填充一定程度后（10 包左右）就用植骨器夯实，进一步予以复位。HA 颗粒填充量胸椎约为 20~30 包，腰椎约为 25~30 包。填充充分时，

图7 复位椎体骨折，制作HA颗粒的充填空间

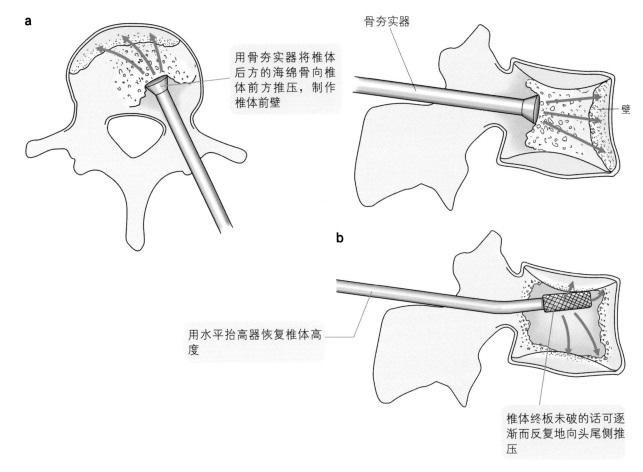

用骨夯实器将椎体后方的海绵骨向椎体前方推压，制作椎体前壁

骨夯实器

壁

用水平抬高器恢复椎体高度

椎体终板未破的话可逐渐而反复地向头尾侧推压

图8 HA颗粒充填操作

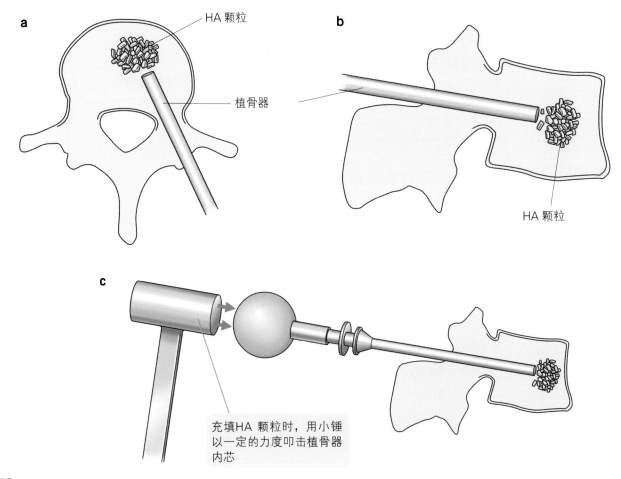

HA 颗粒

植骨器

HA 颗粒

充填HA 颗粒时，用小锤以一定的力度叩击植骨器内芯

叩击外筒，可听到金属音。

最后，穿过专用植骨器插入直径 0.8 mm 的克氏针，拔出植骨器。HA 颗粒中心有孔，穿过克氏针可向椎弓根内植入，用打击器叩进去。

手术技巧及注意事项

以椎弓根为支点进行夯实操作，有椎弓根破裂的危险，需要注意。

难点解析

HA 颗粒泄露到椎体外。
即使有少量泄露，一般也没有大的损害。这时可改为对侧填充。

3 初期治疗 钛棒的选择和折弯

应用钛棒外延连接柄安装螺钉及钛棒。为使各节段的钛棒外延连接柄平行，就要将其上部高度调节一致（**图 9**）。多节段固定时，安装连接装置，根据外延连接柄的上部来确定钛棒的形状和长度，依此进行折弯（**图 10a**）。如两个椎体之间固定，折弯较为容易。但多节段的固定如在胸腰椎移行部则钛棒的植入就要费些功夫。从胸椎下部到腰椎上部，除矢状位后弯变为前弯外，冠状位向外侧也存在移行距离（**图 10b**）。可先在外延连接柄上临时试行安装一下钛棒，确定合适后，再实际植入钛棒。钛棒连接柄除与地面垂直外，连接柄的高度也要调节一致，同时也要考虑到额状面的力线变化，这样才能连接好连锁装置。

手术技巧及注意事项

多节段固定时，为保证力线预先要做好钛棒的预弯。

图9 钛棒外延连接柄的安装

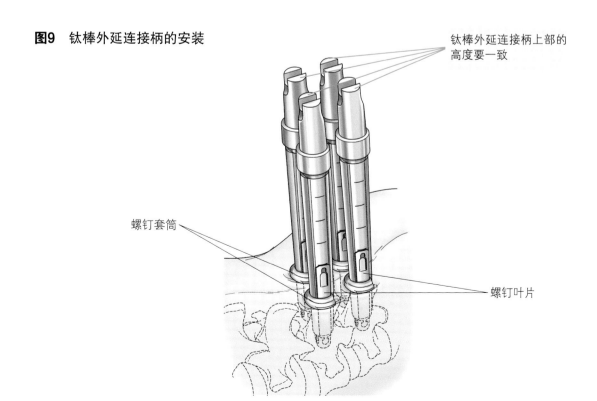

钛棒外延连接柄上部的高度要一致

螺钉套筒

螺钉叶片

图10 胸腰椎移行部的多节段间固定

a. 钛棒折弯

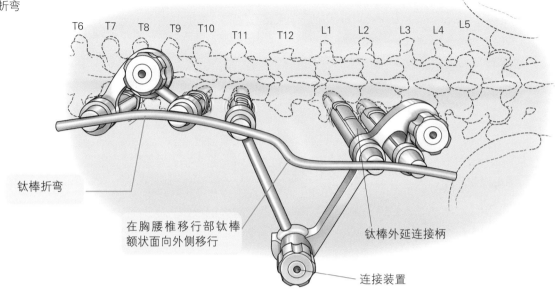

T6　T7　T8　T9　T10　T11　T12　L1　L2　L3　L4　L5

钛棒折弯

在胸腰椎移行部钛棒
额状面向外侧移行

钛棒外延连接柄

连接装置

b. 折弯时的术中照片

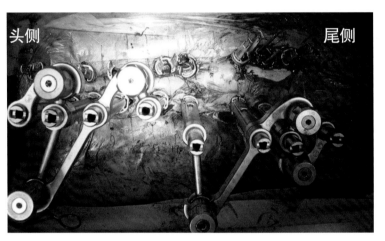

头侧　　　　　　　　　　　尾侧

4 初期治疗 钛棒的植入与固定 难点

　　钛棒植入时，使其在冠状面旋转90°，然后从上位椎体就可平顺地植入。
植入2~3节段后，沿着实际的力线就可继续植入钛棒（**图11**）。将钛棒从最上位
椎螺钉床穿过最下位椎螺钉床后，就可确认钛棒与螺钉床的距离。力线调整不良，
钛棒与螺钉床的距离过远时，拔出钛棒，重新做折弯调节。骨质疏松时勉强生硬
地操作会导致螺钉脱出，所以要控制强行安装。作为大致目标，即使应用棒推进
器也不能使棒落入螺钉床内，所以只好再行棒的折弯调整。与通常的开放手术一
样，在钛棒的外延连接柄的上部预先做好钛棒的调整是十分重要的。

手术技巧及注意事项
- 钛棒不能平顺植入时，将螺钉床向内外侧活动几次可能会有利于螺钉植入。

图11 多节段固定的钛棒的植入

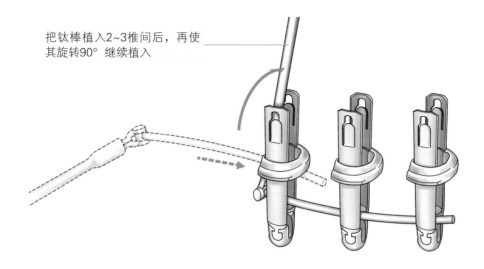

把钛棒植入2~3椎间后，再使其旋转90°继续植入

5 初期治疗 设备的拆卸和切口闭合

完成对骨折椎体进行牵引等其他所有操作后，将所有螺钉全部安装拧紧。最后，再次正侧位透视确认螺钉的位置。螺钉植入位置如无问题，撤除所有的相关器械，逐层闭合伤口。

典型病例的影像资料

【病例】适合手术（术后）

a~d. 单纯X线片。对T12应用HA颗粒行椎体成形术。T6~8、T10、T11及L1~3椎体经皮椎弓根钉植入钉棒内固定。

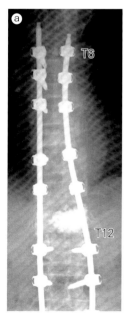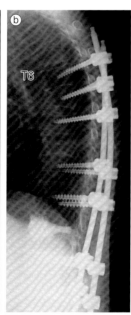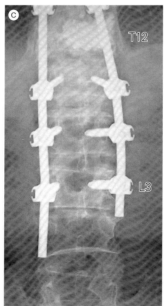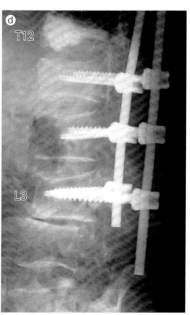

（引自文献6）

术后并发症及对策

椎体骨强度明显低下的病例，术后可能出现固定椎体或邻近椎体的继发性骨折，以及发生内固定的脱出或移位。最好能通过进行有效的骨质疏松治疗如注射特立帕肽制剂等来预防。

术后疗法及康复

术后第一天即开始坐起，如可能的话也可开始步行。外固定通常根据骨折治疗的具体情况而定，一般可佩带硬性矫形支具 3 个月。

●文献
[1]上井　浩:インストゥルメンテーションを併用した椎体形成術. 椎体形成術 現在とこれから, 南江堂, 東京, 2012, 186-196.
[2]上井　浩, 徳橋泰明, ほか:胸腰椎陳旧性圧迫骨折患者への手術適応症と手術の実際. 関節外科 10月増刊号, 29:201-211, 2010.
[3]上井　浩, 徳橋泰明:椎弓根スクリュー固定後の脊椎骨折. 整・災外, 53:1037-1041, 2010.
[4]松崎浩巳, 徳橋泰明, ほか:経椎弓根的椎体形成術. OS NOW Instruction No.4 脊椎骨盤の外傷−手術のコツ＆难点, メジカルビュー社, 東京, 2007, 123-131.
[5]網代泰充, ほか:骨粗鬆症性脊椎骨折に対する低侵襲vertebroplasty. OS NOW Instruction No.10 脊椎の低侵襲手術−患者負担を軽減する手術のコツ, メジカルビュー社, 東京, 2009, 60-66.
[6]上井　浩, 徳橋泰明:脊椎椎体破裂骨折に対する経皮的椎弓根スクリューによる後方固定術.日本脊髄障害医学会誌, 26(1), 2013(in press).

多发外伤：脊柱·骨盆

多发外伤中骨盆环损伤的治疗

帝京大学医学部附属医院创伤中心教授　　新藤正辉
独协医科大学越谷医院急救中心骨科讲师　　杉本一郎

治疗原则

　　骨盆环损伤除高龄者骨质疏松性骨折外，多为高能量外力造成的结果。常伴有四肢和躯干的损伤，多发外伤的形态也各有不同。笔者所在的急救中心救治的140 例不稳定型骨盆环损伤病例中，伴有简易损伤定级标准（AIS）≥ 3 合并损伤者占 86%，死亡率为 28%，急性期出血性休克占死亡原因的第一位。出血死亡的原因主要是骨盆腹膜后出血以及合并损伤脏器的出血，而且二者有叠加作用。

　　关于骨盆腹膜后出血的控制方法，大致分为两大派别：一是日本和美国实施的以经导管动脉栓塞术（transcatheter arterial embolization，简称 TAE）为主体的放射介入疗法（interventional radiology，简称 IVR）；二是以欧洲 AO 协作组为中心实施的腹膜后填塞法。目前有学者根据患者的状态、各单位的相应能力和条件，将两者适当地组合起来制订了标准的治疗预案[1]（**图 1**）。

　　虽然有报告说对多发外伤患者的骨盆环损伤在受伤后 24h 内实施早期内固定，但这绝不是规范治疗[2]。一般情况下是根据患者的生命体征和骨盆损伤的类型，在受伤当日仅行骨盆带等简易固定或外固定以及骨盆 C 型钳等处理。如有需内固定的病例，则须在全身状态稳定后再行内固定术。具体手术时间，笔者多在受伤 5 d 以后进行。

术前准备

　　（1）了解患者全身状态。

　　（2）通过 X 线确定骨盆环损伤的类型。

　　（3）原则上在手术室全麻下手术。但在紧急情况下，也可在复苏室局麻下进行手术。

　　（4）手术体位为仰卧位。

图1 骨盆腹膜后出血的标准止血预案

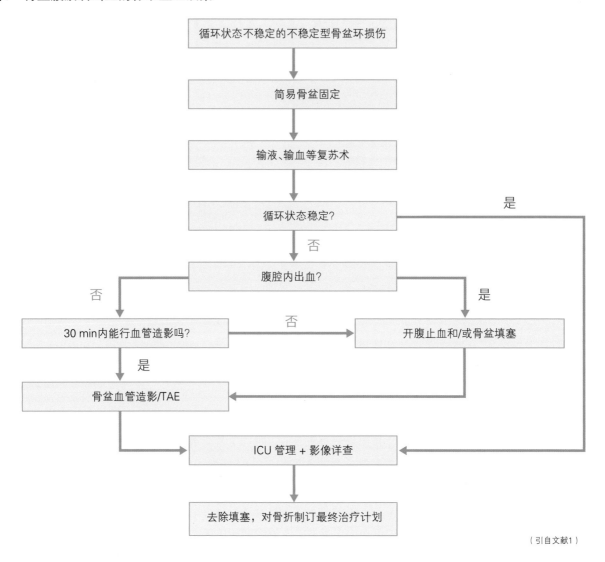

（引自文献1）

处置及手术概要

1 初期治疗 床单环扎或骨盆带简易固定

2 初期治疗 固定方法的选择

3 初期治疗 外固定（前方外固定架和骨盆C型钳）

4 内固定法

触摸到髂骨翼，确认好髂骨翼倾斜度后进行钻孔（**图6**）；或者沿髂骨翼内外板植入 2 根克氏针，以此作为髂骨翼的倾斜标记然后钻孔（**图7**）。

用手摇钻或半螺纹针用的 T 型扳子，把针尖是钝头的半螺纹针向深处植入。第二针及以后的半螺纹针也以同样的步骤植入，以 2~3 根针为目标。

在 X 线透视下，一边确认针的方向和深度，一边进针。这是最安全的方法。（**图8**）

图6 用手指夹住髂嵴的电钻钻入法

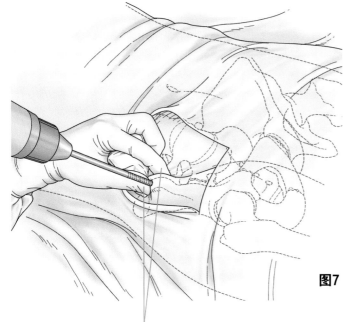

用手指夹住髂嵴，确认倾斜度，从髂嵴中央部用电钻钻入

图7 用2根克氏针做标记的电钻钻入法

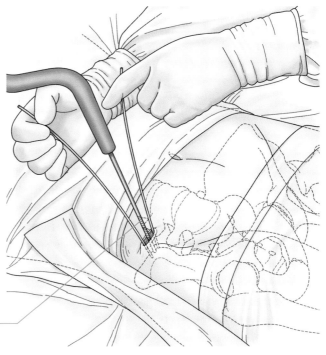

用2根克氏针做标记的电钻钻入法

骨外半螺纹针脱落

　　骨外半螺纹针脱落后不仅会导致固定力减弱，而且针刺部位也可能引发感染。因此，如将外固定架作为最终治疗，正确的骨内穿刺是十分重要的。

　　装配外固定架时要考虑到体位变换和乘坐轮椅的问题，尽量安装简单而坚固的外固定架（**图9**）。有可能进行开腹手术时，考虑到不要影响手术的操作，外固定架应安装在下肢侧。

图8 应用X线透视装置植入的方法

a

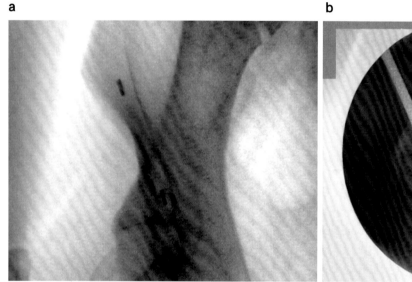

沿髂嵴切线方向决定植入点

b

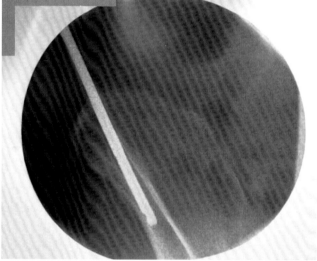

一边在出口处确认植入方向一边打进半螺纹针

图9 用髂嵴进针法打入的组合外固定架

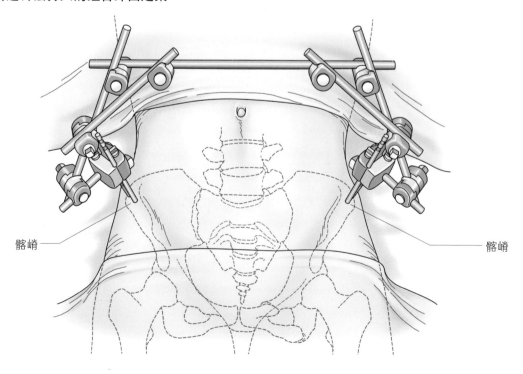

髂嵴　　　　　　　　　　　　　　　　　　　　　　　　　　髂嵴

◆从髂前下棘周围进针植入法

原则上操作应在 X 线透视下进行。透视机摆在闭孔出口位置摄像，拍摄泪滴位像［或称为印第安帐篷像（tee pee）］，以此决定进针点（**图 10**）。

在髂前下棘部位切开皮肤 2 cm，钻头抵到骨质上确定好进针点，与髂嵴进针一样，用钻头进入直达骨髓内。与髂嵴穿刺时同样，尽量手动而不使用动力，注意进针深度。由于该处骨质密度较高，故即使一根针也能获得坚强的固定。

> ◣ **手术技巧及注意事项** ◥
>
> 在复苏室紧急穿针固定时，皮肤切口的设置要确保手指可以从髂前下棘处触摸到髂骨翼的内板，一边用手指导引方向一边进针。

组装外固定架（**图 11**）。

图10 髂前下棘的进针点（泪滴位像）

只要在泪滴位像（蓝线标注部分）半螺纹针没有穿出内外板，进针就是安全的。

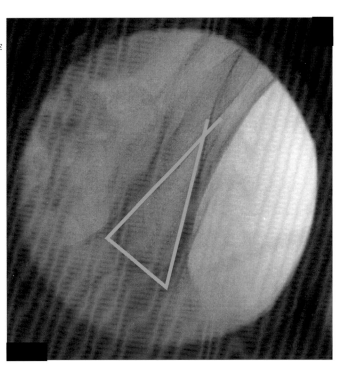

图11 从髂前下棘进针的组合式外固定架

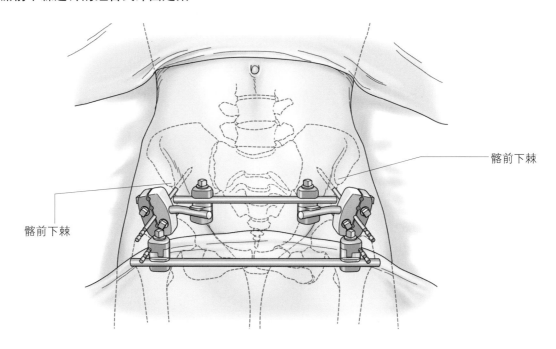

髂前下棘

髂前下棘

4 内固定法

原则上，完全不稳定型骨盆环损伤是手术适应证，但有时部分不稳定型损伤因某些原因也可选择内固定术。据文献报告，内固定方法有多种，如骨折部位的钢板固定、螺钉固定以及经皮的螺钉固定等，这里不再赘述。

内固定手术中，要充分掌握支撑和加强骨盆环的韧带的损伤部位和程度，由此作出相应的内固定计划，而且，对于立位和行走时的负重传导力线有重要作用的骨盆环后部损伤，也要进行坚强的固定，这也是手术的关键所在。

典型病例的影像资料

【病例】 **适合手术（术后）**

a. 外固定术后的单纯X线片。为增加固定力，髂前上棘和髂前下棘各植入一根半螺纹针固定。为防止向头侧移位，右股骨远端行骨牵引。

b. 内固定术后单纯X线片。Ⅱ区的左骶骨纵行骨折从后方进入，行脊柱骨盆固定术。对腰椎爆裂骨折也同时行后路固定术。

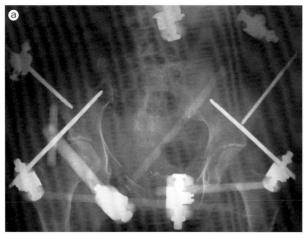

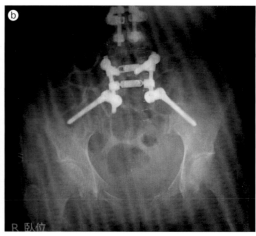

术后并发症及对策

外固定术后的并发症中出现率最高的就是针刺部位的感染。软组织肥厚的髂前下棘部穿刺与髂嵴部穿刺相比，感染率较高。但不管那种穿刺固定，如是以临时固定为目的的外固定，应尽早拔出变换成内固定。以最终治疗为目的的外固定，对其针刺部位的感染预防也无特殊的处理方法，对植入部位加强清洁消毒处理即可。以往曾将伊索津凝胶涂布在针的周围，而现在的处置是，当渗出液多时，反复多次地更换纱布，吸收渗出的血液，用生理盐水清洗针刺部位。如几乎没有渗出液出现的话，可允许患者洗浴，患者在住院期间就可自我管理。半螺纹针松动的话，渗出液就多，感染率就会增高。因此，穿刺时半螺纹针一定要确保植入骨内，松动的半螺纹针要尽早重新植入。

术后疗法

部分不稳定型患者行外固定后，原则上术后第一天即可床上自由活动，根据疼痛情况也可步行，但多数情况下会受到其他并发症的限制。理想的半螺纹针拔除时间在受伤后 6~8 周左右。如单纯 X 线片能看到耻骨骨折部骨痂形成即可拔除。

● 文献

[1] Management of exsaguinating pelvis injuries—an algorithm for the management of exsangunating pelvic trauma. Karim brohi, London, UK, 2008. TRAUMA. ORG.

[2] Enninghorst N, Toth L, et al:Acute definitive internal fixation of pelvic ring fractures in polytrauma patients:a feasible option. J Trauma, 68:935-941, 2010.

[3] Moore EE, Mattox KL,Feliciano DV:Pelvic Fractures. Trauma Manual, 4th ed, McGraw-Hill/Health Professions Division.

多发外伤：下肢·上肢

DCO中的外固定

湘南镰仓医院创伤中心主任　**土田芳彦**

多发外伤中的外固定

◆作用（包括既往的经验）

对多发外伤患者早期行骨折固定的一般目的是：

（1）控制出血。

（2）抑制炎症反应的发展。

（3）避免缺血及预防再灌注损伤。

（4）减轻疼痛，便于护理等。

有关骨折早期固定的有效性已经早有报道证实。然而，在一些伴有重度胸腹部外伤或外伤性脑损伤等的病例中，患者如施行确定性手术则全身状态不稳定，但如骨折固定手术延期进行，也可能反而会使全身状态恶化。这种情况下，根据DCS的概念，对长管状骨或骨盆环骨折可实施临时的DCO处理。目前所推荐的这种临时固定当然首推外固定架，其原因就是外固定架可微创下早期获得骨折稳定，并且能控制继发性生物学应激反应。

这里将对多发外伤中有效的外固定法予以阐述。

◆外固定架的适应证与禁忌证

伴有重症多发外伤的下肢长管状骨骨折是首选适应证，其次，不针对全身DCO而是局部DCO的软组织不良的长管状骨骨折或关节部骨折也是手术适应证。另外，需长距离转运的病例，不论对全身还是局部，遵循DCO原则，也应实施外固定。

外固定架的禁忌证几乎没有。然而，损伤范围广泛、半螺纹针安全植入部位有限的病例，也会出现稳定性的问题。这种情况需要斟酌是否必须追加固定，或者要考虑变更其他的固定方法。

术前准备

◆ ETC 与 DCO 的决策

　　根据外伤的严重程度和患者的全身状态来确定骨折的固定方法，是十分重要的。伴有股骨骨折的多发外伤患者，如没有胸部外伤并且全身状态稳定，目前多推荐实施 ETC。

　　如呼吸和循环状态已经稳定，在 24 h 内可安全进行接骨术。然而，如患者状态不稳定甚至垂危，从最初就建议行 DCO，即首先实施以挽救生命为目的的外科治疗手段，骨折固定当然应选择外固定。

　　问题是那些临界状态的患者如何处理？这些患者虽未垂危但也不完全稳定。目前，对这些患者多实施 ETC，但术中要严密观察。即一旦全身状态恶化，立即转为 DCO 治疗。临界状态患者的判断标准如**表 1** 所示。

手术概要

1 [初期治疗] 外固定架的选择

2 [初期治疗] 入路

3 [初期治疗] 难点
半螺纹针(钢针)的植入

4 [初期治疗] 外固定架的安装

表1 临界状态患者的判断标准

- ISS > 20分 + 胸部外伤(AIS > 2)
- 伴有出血性休克的骨盆骨折
- ISS > 20分 + 胸部外伤（没有）
- 两侧肺挫伤
- 肺动脉压 > 24 mmHg
- 髓内钉植入时肺动脉压上升 > 6 mmHg

（引自文献4）

典型病例的影像资料

【病例】 适合手术（术前）

85岁，男性。步行时因交通事故受伤。有双下肢重度损伤和胸部损伤。入院时GCS 15分，给予氧气10 L/min后SpO$_2$为98%。收缩压90 mmHg，脉搏100次/min，处于休克状态。

两侧小腿严重挫灭伤，可见外出血(a)，给予压迫固定 (b)。FAST无液体潴留。胸部X线片可见右侧血气胸，下肢X线片可见小腿胫骨骨折(c)。骨盆X线片可见左股骨近端骨折 (d)(右侧：Gustilo分类为III b型，AO分类为42-C2；左侧：Gustilo分类为III a型，AO分类为42-B2)。

进入ICU后血压出现缓慢下降，遂给予人工呼吸管理和大量输血疗法 (红细胞 10单位，新鲜冰冻血浆10单位)，之后循环状态逐渐稳定。

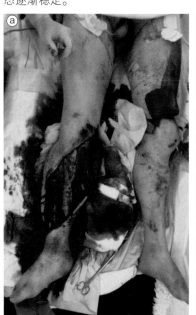
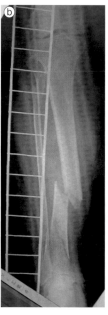
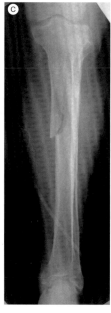
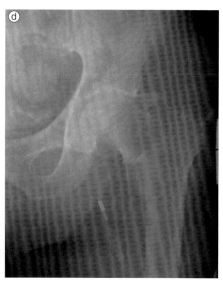

手术技术

1 初期治疗 外固定架的选择

外固定架构造很简单。把钉或钢针植入骨内固定，将其在皮肤外部的固定杆或固定架通过螺丝钳夹等连接起来。作为DCO治疗，短时、微创安装单侧针式外固定架是最基本的要求 (**图1**)。但即使是临时固定，固定稳定性也是重要的。例如，有时大腿等部位不能达到坚强的固定，这就需要密切观察病情变化。

作为DCO的外固定在股骨或小腿部位的应用几乎占了绝大部分，此时几种有助于术者做出选择的关键点总结如下：

无论大腿或小腿半螺纹针的直径要选择5 mm或6 mm的，也有6 mm和5 mm锥形针。因固定强度比例为直径 ×4，所以应尽可能选择6 mm针。

外固定架有两种类型，一种是组合式外固定架 (**图1a**)，另一种是已组装好的伸缩式外固定架 (**图1b**)。组合式外固定架可通过增加固定杆的数目来提高固定刚性。而伸缩式外固定架虽安装简便快速，但半螺纹针植入点受到限制，如针植入部位出现感染须更换半螺纹针时会有些麻烦。

图1　常见的单侧针式外固定架

a. 组合式

可通过增加棒的数目来
提高固定刚性

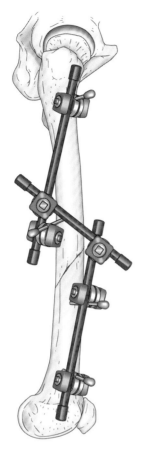

b. 伸缩式

安装简便快速，但
半螺纹针植入点受
到限制，如针植入
部位出现感染须更
换半螺纹针时会有
些麻烦

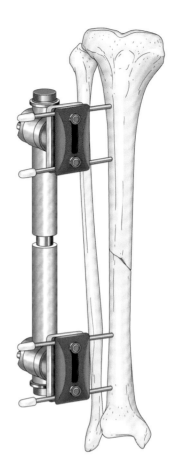

2 初期治疗 入路

　　无论大腿或小腿，部位不同（近段、中段或远段），其安全区域截然不同，
必须熟知解剖后才能决定实际的入路。

　　大腿部的解剖特征是软组织比较肥厚，重要的血管神经束位于内侧及后方。
所以，前外侧及外侧的入路在解剖学上是安全的。

　　小腿胫骨的特征是在前外侧存在广泛的安全区域。

　　此外，软组织损伤状态对决定固定入路也是重要的。原则上，挫灭部位、有
血肿的部位，即损伤的区域，半螺纹针不能植入（**图2**）。

　　更重要的是还要考虑到临时外固定后要更换哪种内固定，髓内钉还是钢板？
决定外固定入路时，必须要避开确定性手术入路。

手术技巧及注意事项

　　半螺纹针越远离骨折部位则固定强度越差，从 DCO 理念来看，轻度的力
线不良和固定不牢是可以接受的。

图2 损伤区域

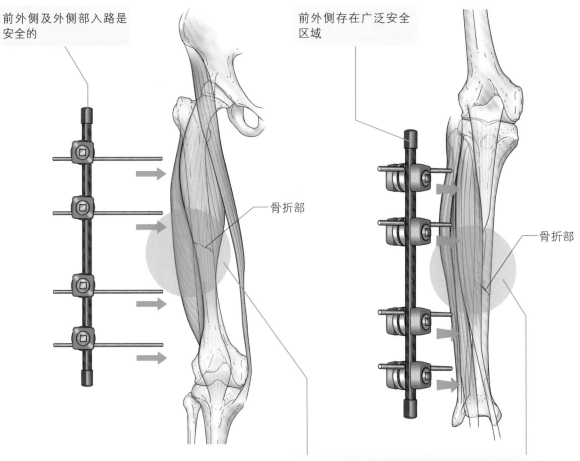

a. 大腿部

前外侧及外侧部入路是安全的

骨折部

b. 小腿胫骨部

前外侧存在广泛安全区域

骨折部

原则上，损伤区（挫灭或有血肿的部位）不做半螺纹针植入

3 初期治疗 半螺纹针（钢针）的植入 难点

◆选择半螺纹针穿刺位置的原则

　　为尽可能提高稳定性，需掌握几个原则。

· 植入各骨折块的针的间距越宽，固定力就越强（**图3**①）：组合式外固定架能在任意距离植入半螺纹针。即使应用伸缩式外固定架也要尽可能保持宽的针距。

· 半螺纹针距骨折部位越近固定力越强（**图3**②）：但是如针植入有血肿等的损伤区域，从感染角度来讲是不推荐的。应选择能避开损伤区域的最近的部位。

· 连接杆的位置越靠近骨干固定强度越高（**图3**③）:这虽然与半螺纹针植入无关，但在针与连接杆组装时是非常重要的问题（后面叙述）。

◆选择半螺纹针植入方法的原则

　　骨折部需要通过徒手牵引进行一定程度的复位。皮肤进针部位与骨的位置关系不良时，复位后可使皮肤及软组织张力增加，成为局部坏死及感染的原因之一（**图4**）。

图3 选择半螺纹针植入位置的原则

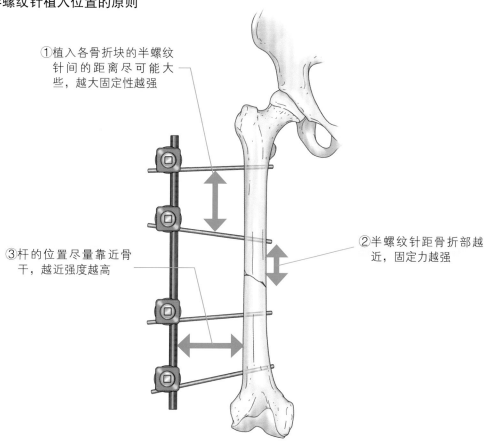

①植入各骨折块的半螺纹针间的距离尽可能大些，越大固定性越强

②半螺纹针距骨折部越近，固定力越强

③杆的位置尽量靠近骨干，越近强度越高

图4 骨折部的手法复位

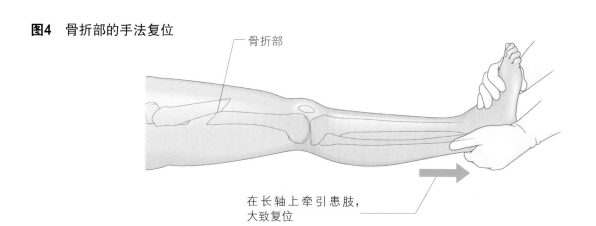

骨折部

在长轴上牵引患肢，大致复位

如前所述，应避开损伤区域穿针，通常应距骨折部 2~3 cm。决定好适当的进针位置后，皮肤纵行切开 1~1.5 cm 左右，向深部剥离。皮肤纵切口很重要，可减轻皮肤的紧张度（**图 5**）。向深部钝性剥离直达骨质，然后植入套筒。套筒可使半螺纹针穿刺时或钻头钻入时不卷入软组织（**图 6**）。

半螺纹针穿刺时应低速进入，以免产生热损伤。应尽量预先用钻头钻入而且也要注意低速。穿针时要徒手植入，尽量使针尖略突出到对侧（**图 7**）。植入时加以冷却也有一定效果。避免热损伤和坏死也与避免半螺纹针的松脱和感染有关。半螺纹针穿刺部位的感染会使外固定架失去意义。使用自攻半螺纹针是有效的。

这些步骤或许会花费一定时间，但所花费的时间并不是多余的。因为由热坏死引起的并发症是非常严重的。

图5 纵切口和深部钝性剥离

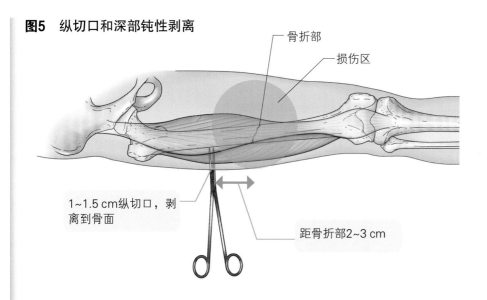

骨折部

损伤区

1~1.5 cm纵切口，剥离到骨面

距骨折部2~3 cm

图6 放入套管

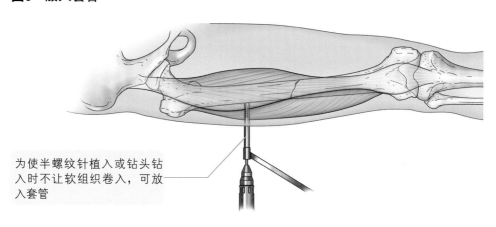

为使半螺纹针植入或钻头钻入时不让软组织卷入，可放入套管

图7 半螺纹针植入

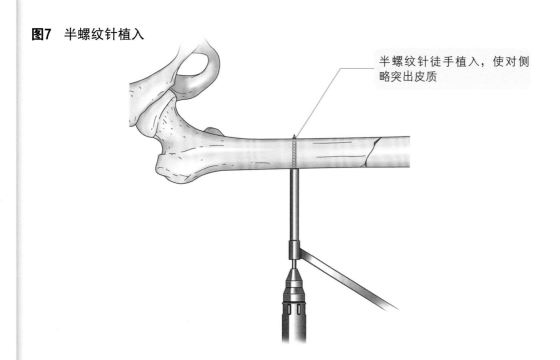

半螺纹针徒手植入，使对侧略突出皮质

4 初期治疗 外固定架的组装

外固定架有多种类型和型号，各自构造特征不同，须逐一了解掌握，尔后在实际手术现场选择应用。

伸缩式固定架形状已经固定，没有太多选择。而组合式则有多种组装方法（**图9 ~ 11**）。

（1）单侧二维单连接杆组合式固定架：各个骨折块上的半螺纹针与杆相连，杆再互相连接（**图9**）。

图8 杆（固定架）与骨的距离

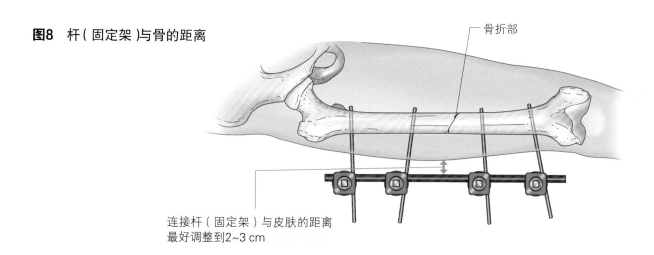

连接杆（固定架）与皮肤的距离
最好调整到2~3 cm

图9 单侧二维单连接杆组合式固定架

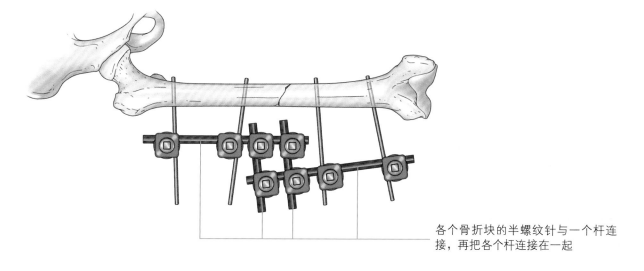

各个骨折块的半螺纹针与一个杆连接，再把各个杆连接在一起

图10 单侧二维双连接杆组合式固定架

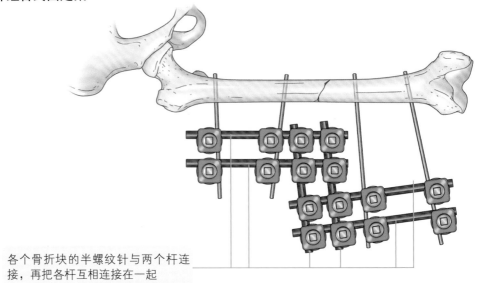

各个骨折块的半螺纹针与两个杆连接，再把各杆互相连接在一起

图11 多平面固定架

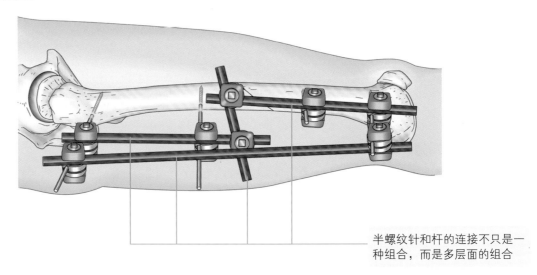

半螺纹针和杆的连接不只是一种组合，而是多层面的组合

（2）单侧二维双连接杆组合式固定架：各个骨折块的半螺纹针与两个杆连接，杆再互相连接（**图10**）。

（3）多平面固定架：半螺纹针和杆的连接不只是一种组合，而是多层面的组合（**图11**）。

手术技巧及注意事项

按（1）（图9）→（2）（图10）→（3）（图11）的次序，外固定架的稳定性逐渐加强。即：小腿胫骨的固定用（1）或（2）就能达到充分固定，而股骨固定则推荐（3）固定。

典型病例的影像资料

【病例】 适合手术(术中、术后)

a~d. 受伤当日，双小腿清创后实施DCO(全身及局部的)的跨越式的外固定架固定术。

e. 受伤第5天，施行了左股骨转子部骨折及左桡骨远端骨折接骨术。

f. 受伤后第12天，对右小腿施行了游离背阔肌移植术。

g~j. 其后，由于局部软组织状况不允许，改变内固定计划，施行了Ilizarov外固定架固定。术后第6周，可乘坐轮椅出外散步。

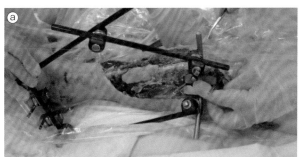
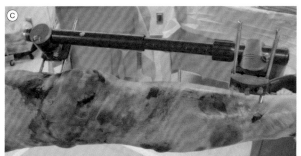
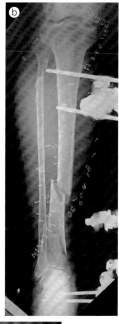
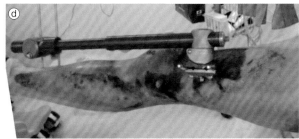
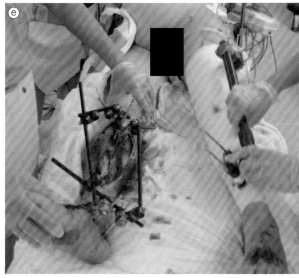
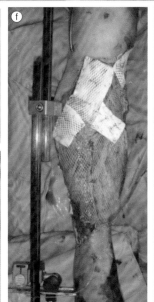
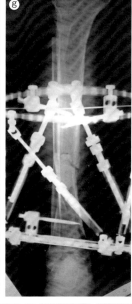
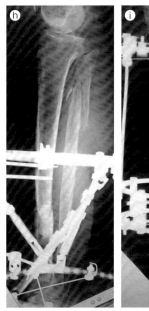
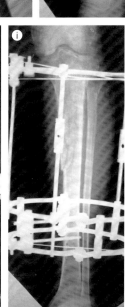
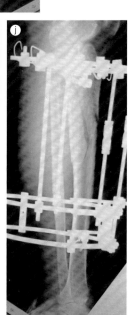

【病例】(接上页）

k，l. 受伤后3个月时，并发肺炎，呼吸状态恶化，不得不行人工呼吸管理，进而气管切开，经胃肠营养管营养，进入完全护理状态。

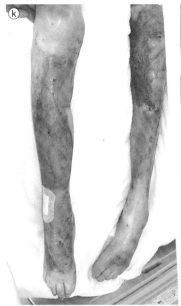
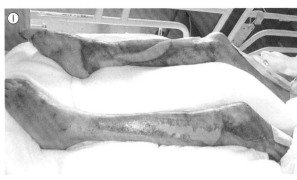

术后并发症及对策

◆外固定的后续治疗

半螺纹针植入部的感染是外固定疗法中最易出现的严重并发症。在 DCS 治疗中，更换为髓内钉或钢板这时成为必须。避免感染的关键问题是更换外固定的时机。如全身状态允许，应尽早更换，越早越好。从避免感染的角度来看，推荐在 2 周内更换。

●文献

[1] Carroll EA, Koman LA:External fixation and temporary stabilization of femoral and tibial trauma. J Surg Orthop Adv, 20:74-81. 2011.

[2] Hildebrand F, Giannoudis P, et al:Damage control：extremities. Injury. 35:678-689. 2004.

[3] Giannoudis PV:Surgical priorities in damage control in polytrauma. J Bone Joint Surg, 85-B:478-483, 2003.

[4] Pape HC, Giannoudis P, Krettek C:The timing of fracture treatment in polytrauma patients:relevance of damage control orthopedic surgery. Am J Surg, 183:622-629, 2002.

多发外伤：下肢·上肢

多发外伤中软组织损伤的DCO
不能实施植皮及皮瓣移植时的应急处置

市立奈良医院四肢创伤中心医长　**河村健二**
市立奈良医院副院长、四肢创伤中心主任　**矢岛弘嗣**

治疗原则

对合并有四肢软组织重度损伤的多发外伤患者来说，DCS 治疗要点是彻底清创以预防感染。对软组织损伤治疗不熟悉的骨科医生，常常低估软组织损伤，不充分、不适当的治疗很可能引发骨髓炎等严重并发症。初期治疗时，要准确评价软组织损伤程度，进行必要的清创术。Gustilo 分类中Ⅲ B 的开放性创口是决不可以勉强闭合的。术者行清创术时应综合考虑有无血管、神经、肌腱及骨骼等深部组织的损伤，确认皮肤缺损的部位和大小，是否需二期软组织重建以及骨内固定等。笔者建议，对此类患者从初期治疗起到软组织重建为止术者应一直是同一人，由此才能为患者提供最佳的治疗。笔者一直如此认为并身体力行。为达此目的必须掌握多学科外科技术。为防止炎症等引起继发性软组织损伤的加重，有必要应用外固定稳定骨折。在全身状态稳定、容许实施二期皮瓣移植或植皮术之前，对皮肤缺损可应用人工真皮或负压闭合疗法（negative pressure wound therapy，简称 NPWT）[1]。

术前准备

◆复查骨折及损伤部位

怀疑骨折时应拍摄患肢 X 线片，但全身状态不稳定的多发外伤患者不一定都必须行二维摄影。必须确认伴有软组织损伤的患肢末梢有无血运。怀疑动脉损伤时，最好行超声等快速且微创的检查，但像血管造影等具创伤性且花费时间的检查就不应勉强去实施。

◆麻醉准备

应根据全身状态选择最适当的麻醉方法。如患者在手术中能保持安静，则适合采用超声指导下的神经阻滞。

◆体位准备

对于手术体位来说，多发外伤患者在多数情况下侧卧位和俯卧位有困难。手术应尽可能在仰卧位进行。

处置及手术概要

1 `初期治疗` 清洗患肢 ───────────

2 `初期治疗` 深部显露 ───────────

3 `初期治疗` 患肢清创 ▲难点 ──────

4 `初期治疗` 稳定骨折 ───────────

5 `初期治疗` ▲难点
皮肤缺损的临时覆盖

典型病例的影像资料

【病例】 **适合手术（术前）**

a. 大体像。伴有严重软组织损伤的右小腿开放性骨折（Gustilo 分类 ⅢB型）。
b. 单纯X线片，可见胫、腓骨骨折。

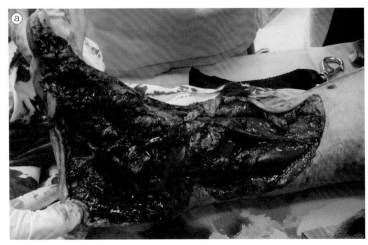

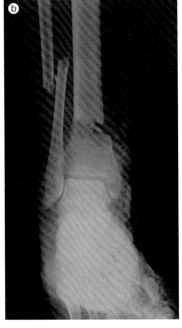

处置及手术技术
（不能实施植皮及皮瓣移植时的应急处置）

1 初期治疗 清洗患肢

首先用大量生理盐水和毛刷清洗污染的创口和创口周围，去除污染的物质(**图 1**)。

2 初期治疗 深部显露

广泛皮肤剥脱时，即使不切皮也能深部显露，但多数情况下还有必要行皮肤切口。皮肤切口可将开放创口延长，尽可能确认血管神经（**图 2**）。

难点解析

有血管损伤时，根据各个病例伤情不同必须判断是否需要修复。肱动脉和腘动脉的损伤必须修复，否则会带来血运障碍[2]。

前臂及小腿的动脉损伤，在二期需行皮瓣移植的病例，因动脉在重建时将发挥重要作用，因此，即使无血运障碍也应修复。

多发外伤患者的神经损伤多需二期修复。

图1 开放伤口的清洗和刷洗

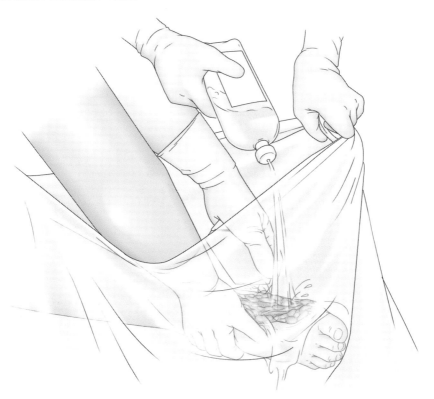

图2 深部显露

a. 左前臂开放性骨折的皮肤切口 ····· 在开放性伤口的两端分别向近端和远端延长，以利深部显露

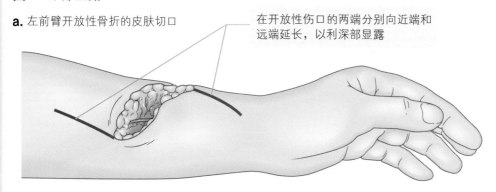

b. 显露后

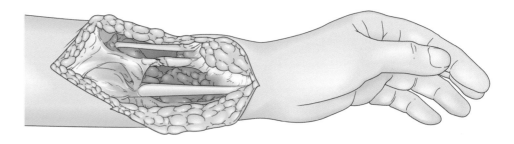

3 初期治疗 患肢清创

　　因挫灭而失去血运的软组织要彻底切除（**图3**）。小的游离骨折块虽可去除，但污染不重的较大骨折块应尽量保留。切除挫灭组织后，用大量生理盐水再次创口内冲洗。

> **手术技巧及注意事项**
>
> ·清创时要解除止血带观察组织有无出血，切除时不出血的部位将来出现坏死的可能性较大，要毫不犹豫地再予以切除。
> ·清洗时可使用脉冲清洗器，它能够短时有效地清洗患肢[3]。

图3 右小腿开放性骨折的清创

切除挫灭的软组织

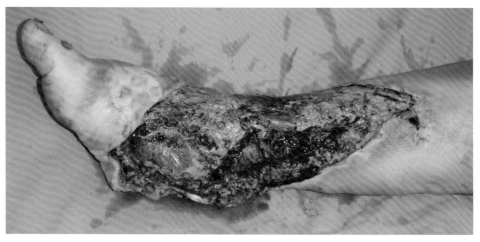

4 初期治疗 稳定骨折

外固定架对开放性骨折是非常有用的。小腿踝关节附近的胫腓骨骨折，有时单纯使用外固定架胫骨骨折不能完全稳定，致使小腿力线矫正出现困难。笔者一般对此种情况多在清创后尽可能对腓骨骨折实施内固定。应用克氏针的髓内固定也简便易行，省时有效。但如可能，尽量应用钢板固定（**图4**）。

5 初期治疗 皮肤缺损的临时覆盖 难点

对皮肤缺损的临时覆盖可应用人工真皮或负压闭合疗法（NPWT）。使用人工真皮时，人工真皮下常潴留渗出液而成为感染的原因，为此，在人工真皮上间断切开打孔，并在人工真皮下放置引流管以吸收渗出液（**图5**）。有条件使用NPWT的单位，建议使用NPWT（**图6**）。

> **手术技巧及注意事项**
>
> · Gustilo 分类中ⅢB 型的开放性创口，出现感染的危险性很高，是决不可以勉强闭合的。

图4　稳定骨折

胫骨骨折行外固定架固定，腓骨骨折行内固定

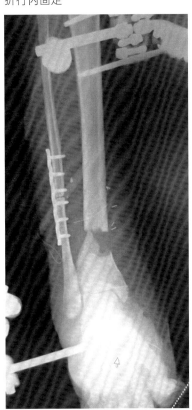

图5　人工真皮覆盖

人工真皮下留置多个引流以引出渗出液

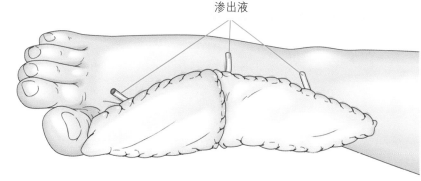

图6　NPWT的应用

左前腕皮肤缺损使用NPWT

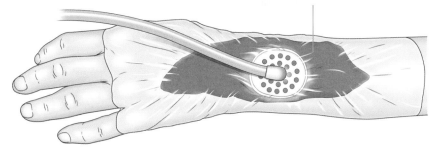

典型病例的影像资料

【病例】适合手术（术后）

a. 初次手术两周后剥除人工真皮后的状态，未见感染征象。
b. 二次手术后的大体像，进行了游离背阔肌皮瓣移植和植皮。
c. 二期手术后的单纯X线片，皮瓣移植同时行胫骨骨折的内固定和骨移植。
d. 重建手术后的大体像。

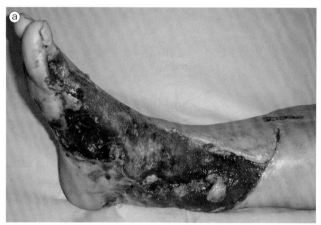
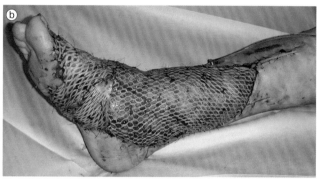
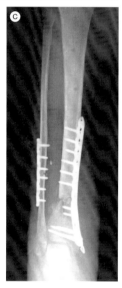
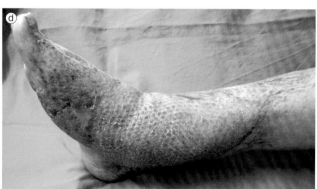

术后并发症与对策

直到全身状态稳定可实施皮瓣移植或植皮的软组织重建和骨折确定性固定术之前，一直需要预防感染。初次手术清创不充分，担心坏死组织残存时，应毫不犹豫地再次彻底清创。

应用人工真皮时，应每天检查引流管和人工真皮间隙渗出液的性状。怀疑感染时应立即去除人工真皮，确认有无感染。在早期最好考虑将人工真皮更换成NPWT，使用 NPWT 时每 3 d 更换一次，检查伤口情况。

术后疗法

　　术者在初次手术时就应计划重建手术的问题。待全身状态稳定后，虽有时难于确定治疗方法，但也不应该轻率地延期重建术[4]。

　　关于骨折的内固定，笔者多在软组织重建的同时进行，若担心感染，也可以二期实施（参考【**典型病例的影像资料**】）。

● 文献

[1] Argenta LC, Morykwas MJ:Vacuum-assisted closure:a new method for wound control and treatment:clinical experience. Ann Plast Surg, 38:563-576, 1997.

[2] 河村健二，村田景一:上腕動脈損傷の検討. 日手会誌, 25:274-277, 2008.

[3] Svoboda SJ, Bice TG, et al:Comparison of bulb syringe and pulsed lavage irrigation with use of a bioluminescent musculoskeletal wound model. J Bone Joint Surg, 88-A: 2167-2174, 2006.

[4] 河村健二，矢島弘嗣，ほか:遊離広背筋皮弁移植術の適応と成績. 中部整災誌, 46:609-610, 2003.

多发外伤：下肢·上肢

伴有四肢多发外伤的小腿开放性骨折的DCO

香川县立中心医院骨科主任部长　长野博志

治疗原则

小腿开放性骨折的治疗，根据骨折部位、严重程度尤其是软组织损伤的严重度不同，治疗难易程度大相径庭。开放性骨折不单纯是骨折部位与外界交通，更重要的是我们要认识到它是高度损伤的骨与软组织的复合体（**图1**）。即使是初期治疗，软组织的处理也是非常重要的。

特别是伴有四肢多发外伤时，我们要经常考虑到全身状态，然后才能决定治疗方针。在各色各样的病例中，是实施DCO（**图2**）还是ETC？全身状态和循环系统稳定与否？这些问题当然要依据判定标准来确定，此外软组织损伤程度也与初期固定方法的选择关系重大。

另外，医疗单位的软实力（参与治疗的有关医生、麻醉科医生、手术室的工作人员）与硬件（手术室的设备情况、将要使用的内植物的准备情况）等，这些都应综合考虑后，再做出DCO还是ETC的选择。骨折的部位和软组织的状况也是行局部DCO与否的判断指标。

临床上，笔者对多发外伤患者施行DCO治疗的比例很高。选择DCO时，重要的是先要制订好直到最终治疗为止的治疗计划，尔后再行初期治疗。初期的软组织处理应优先考虑，以防止感染的发生，尽可能早期行修复重建。另外，初期的骨折固定，应积极进行影像学检查，同时迅速而确实地实施最终的固定法。其后的治疗及手术也应不失时机地进行。

术前准备

◆全身状态的评价

对各个病例都要进行应用DCO还是ETC的判断。年龄、既往史、服用过的药品以及过敏史等都要综合考虑，据此对全身状态和循环动态做出评价。所以，面对头部、胸腹部损伤时，要时刻想到病情随时恶化的危险，密切注意患者的病情变化。

◆局部状态的评价

在急诊室就做出完全正确的局部判断是不可能的，但神经血管损伤的检查是必须的。不但要检查局部，而且要评价末梢情况。对动脉损伤的评价与治疗方针

图1　各种小腿开放性骨折

对严重的骨软组织复合损伤的开放性骨折，其软组织处理对早期治疗极为重要。

a. Gustilo分类 Ⅰ 型　　　　**b.** Gustilo分类 Ⅱ 型　　　　**c.** Gustilo分类 ⅢB型　　　　**d.** Gustilo分类 Ⅲ 型

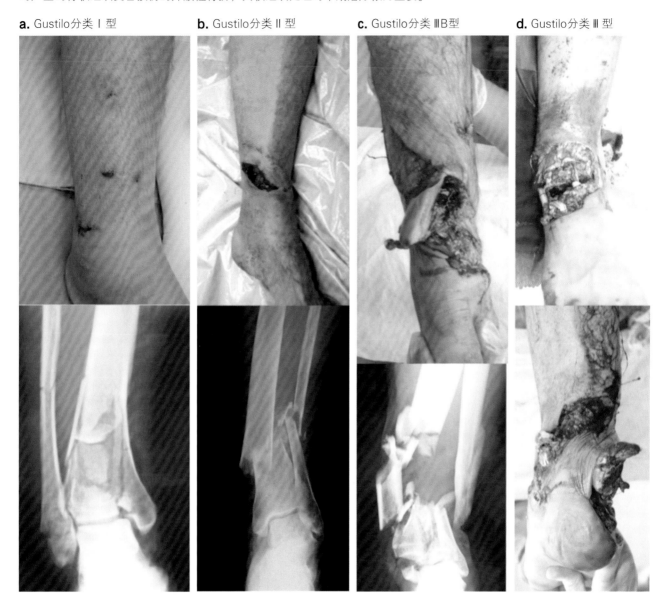

图2　伴有四肢多发外伤的DCO

a. 全身DCO

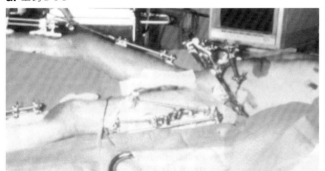

b. 局部DCO

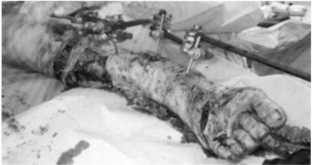

图3 动脉损伤的评价与治疗原则

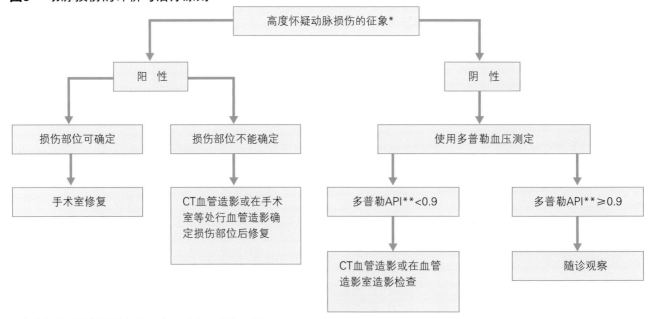

（引自文献1）

* 高度怀疑动脉损伤的征象：有下述之一者为阳性。
①末梢动脉搏动减弱或消失。
②大量外出血。
③血肿进行性增大或有搏动性血肿。
④触摸到震颤或听到持续性杂音（外伤性动静脉瘘）。
⑤末梢缺血症状：疼痛、苍白、冷感、感觉异常及运动麻痹。
**多普勒 API：应用多普勒测定的患肢与正常肢体的收缩期血压比值。

如**图 3** 所示。

◆损伤部位的检查（处置）

损伤部位污染严重或者距离手术开始还有一定等待时间时，可用数升生理盐水冲洗，然后用清洁纱布覆盖，绷带包扎，以便止血。创口的详细检查应在手术室麻醉下进行。另外，骨折应尽可能用石膏等进行固定。

◆给予抗菌素

一般应用对革兰阳性菌有效的青霉素和头孢菌素。

Gustilo 分类中Ⅲ型的开放性骨折，可应用对革兰阴性菌也有效的抗菌素，或者在前述的抗菌药基础上，追加氨基糖苷类等抗菌素。应在受伤后尽可能早期给药（4 h 以内）。

◆其他准备

与麻醉科医生和手术室工作人员联系，了解和掌握手术室的设备情况以及拟应用的内植物的准备情况。

◉麻醉

最佳的麻醉应完全无痛，体位一般为仰卧位。有时根据开放性伤口的位置或血管重建等情况要求，可采用侧卧位或俯卧位。

◉植入物

以全身和局部 DCO 为目标的外固定架创伤小，手术简单方便，安装快捷，适用于所有类型的骨折。推荐单侧外固定架（**图 4**），特别是 3 个连接杆的组合型 Z 型外固定架，穿针前无须骨折复位，对穿针的位置也几乎没有限制，非常简便，因此对初期治疗极为有效（**图 5**）。

图4 单侧外固定架

a. 杆系统

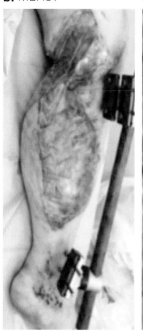

b. MEFiST

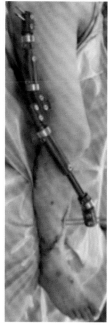

c. Orthofix

图5 3棒Z型架的骨折复位

a. 半螺纹针植入前，骨折不用复位

b. 半螺纹针植入位置几乎没有限制

c. 安装非常简便

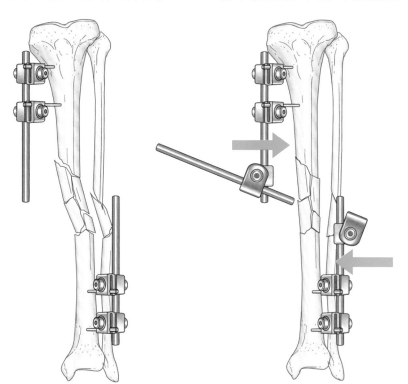

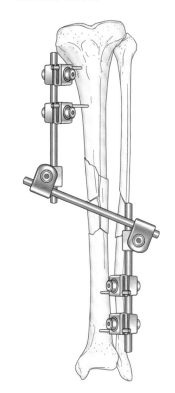

手术概要

1 初期治疗 手术前（初次手术）

2 初期治疗 清洗与清创

3 初期治疗 骨折复位与固定

4 初期治疗 软组织的处置与重建

5 初期治疗 其他部位骨折的固定

6 其后的全身管理和局部管理

7 二期手术 软组织的修复和重建

8 二期手术 骨折的最终固定

典型病例的影像资料

【病例】 适合手术（术前）

42岁，女性。交通事故受伤。损伤严重程度评分（ISS）38分。伴有脑挫伤及弥漫性轴索损伤。

a，b. 右胫、腓骨近段开放性骨折（AO分类41-B3，Gustilo分类Ⅱ型）。皮肤有碾挫伤。

c. 右股骨干骨折（AO分类32-B2)。

d，e. 左胫、腓骨近段开放性骨折（AO分类41-C2，Gustilo分类ⅢB型）。

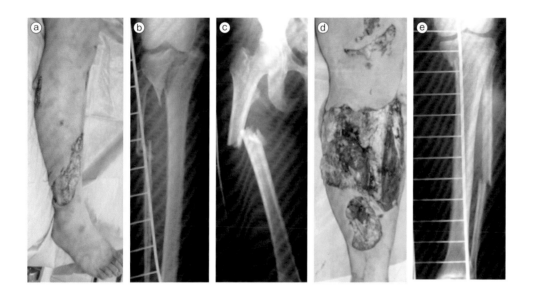

手术技术

1 初期治疗 手术前（初次手术）

止痛后，显露患肢全体，创伤部位拍摄照片以保存资料。铺单时，铺敷2层无菌单，在清洗与清创完毕时撤去一层。

2 初期治疗 清洗与清创

切除表层污染组织。创口小时可延长切口以利深部探查。其后切除深部的污染组织、血运不佳的组织以及异物等。

通过脉冲式冲洗器用大量的生理盐水（5~10 L）从表层到深部依次彻底清洗。清创后，更换手套，撤去敷巾，撤下用过的器具，使用新的器具进行其后的处置。

3 初期治疗 骨折复位与固定

骨折部的固定采用外固定架。初期治疗的外固定只是临时稳定骨折，以维持长度和力线为目的，因此，获得坚强的固定不那么重要（**图 6**）。半螺纹针穿刺处最好设在不妨碍二期手术的部位（**图 7**）。关节部位的骨折可采用跨越关节的外固定架固定，有时也可做最低限度的内固定，如用螺钉或克氏针等固定。

图6 不需要坚强的固定

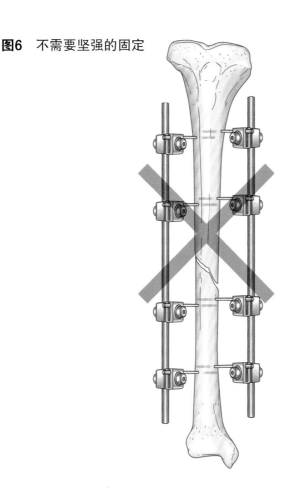

图7　作为初期治疗的外固定架

a，b. 61岁，男性。交通事故受伤。右胫、腓骨远端骨折（AO分类43–C3，Gustilo分类Ⅱ型）。
急诊手术做最终固定，在透视下于内侧行微创钢板固定，外固定架半螺纹针的位置选在不干扰钢板的胫骨近端和跟骨及距骨上（**c，d**）。
伤后第7日行皮肤移植，伤后第14日行关节面切开复位，同时胫骨干行微创带锁钢板固定（**e，f**）。

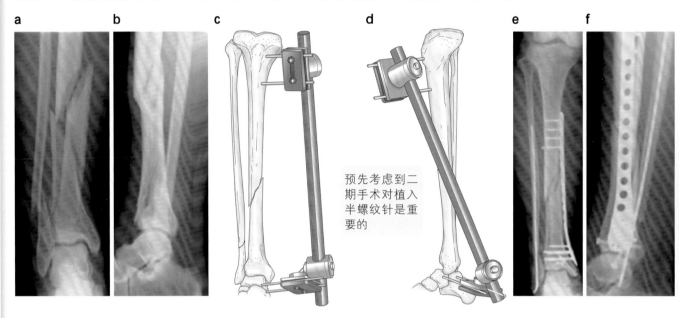

预先考虑到二期手术对植入半螺纹针是重要的

　　外固定架不但是骨折复位和维持复位的工具，而且，对局部软组织来说，也有进一步抑制损伤和出血的效果。对全身来说，能减少脂肪栓塞综合征和因活动受限而引发的呼吸系统并发症的发病率，更可以缩短后续治疗的时间，因此是很有价值的。

> ### 手术技巧及注意事项
>
> ·胫骨干开放性骨折由外固定架改为髓内钉时，多担心深部感染率增加。但许多论文报告，短时间内（10~14 d内）改行髓内钉固定后感染率并未出现上升。然而，在预计由于全身或局部的原因替换时间有可能延长的情况下，笔者的做法是，将半螺纹针穿刺的位置，在近侧端置于不干扰髓内钉的后方，远侧端则置于踝关节以远或跟骨上（**图8**）。
> ·外固定架通过补加连接杆使小腿呈悬空状态，有助于减轻肿胀（**图9**）。

图8 为防止感染而选择半螺纹针的植入位置

近侧尽量偏后以不干扰髓内钉安放。远侧尽量远离踝关节而在跟骨部植入。
（红点是半螺纹针植入部位）

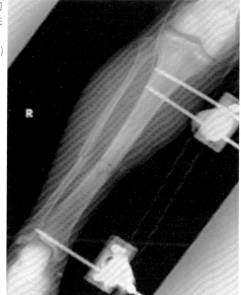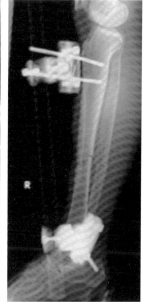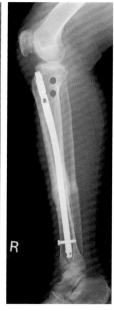

图9 通过外固定架减轻肿胀

补加连接杆（红箭头）可使小腿呈悬空状态，有利于肿胀的减轻

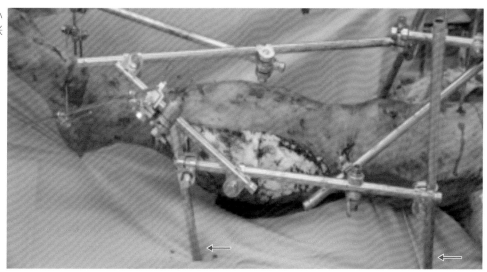

4 初期治疗 软组织的处置与重建

复位后或有骨缺损时，常常出现软组织短缩状态。这时，如皮肤不紧张，可行单纯的创口闭合。有皮肤缺损时，就不能勉强地行创口闭合。可在开放创口的原位用创口覆盖物（人工真皮等）覆盖伤口，或行负压闭合疗法（NPWT）（**图10**）。之后，尽可能早期行复合游离组织移植，或以局部皮瓣、肌瓣及植皮等覆盖创口。这种安全有效的方法就是所谓的"局部DCO"。

根据术者的经验和技术以及组织损伤程度的不同，有时也可行切开减张或一期局部皮瓣或肌瓣修复。然而在早期软组织损伤的程度不明晰，判断困难，因此也伴有一定风险（**图11**）。

图10　负压闭合疗法（NPWT）
a. 负压下增加血流促进愈合
b. V.A.C.ATS（KCI）
c. RENASYS(Smith &Nephew)

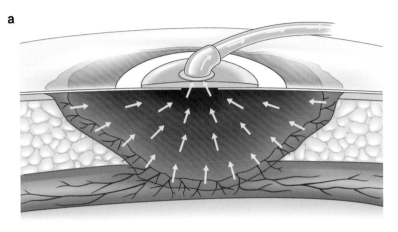
a

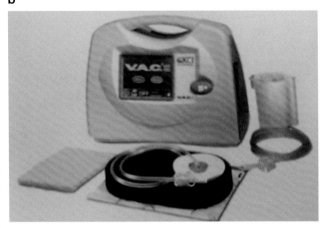
b

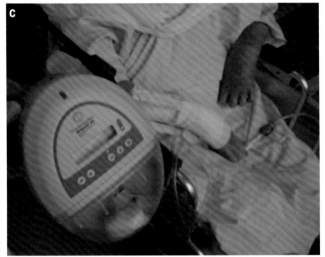
c

图11　受伤当日难以判断组织损伤程度

本病例小腿前侧皮肤剥脱性损伤，血运不良，选择了皮瓣移植，结果出现了问题。受伤当日判断局部皮瓣的组织损伤程度是困难的，所以，应考虑到有些方法是存在风险的。

a，b. 52岁，女性。骑自行车时与汽车发生交通事故。ISS评分为22分（肺挫伤、左侧血气胸、颌面骨折、骨盆骨折、左桡骨骨折及双小腿开放性骨折）。

c，d. 受伤当日对右小腿开放性骨折行局部皮瓣移植术（旋转皮瓣）。骨折采用拉力螺钉及外固定架固定。

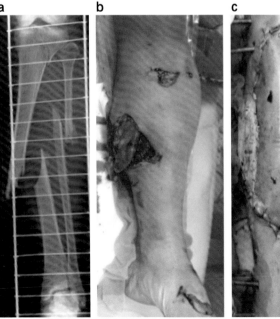
a

b

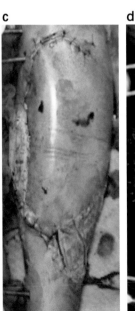
c

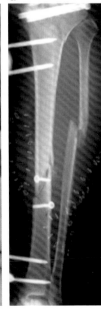
d

图11（续）

e. 其后，皮瓣出现坏死。
f~h. 后来，施行了清创、比目鱼肌肌瓣及皮肤移植覆盖创面。

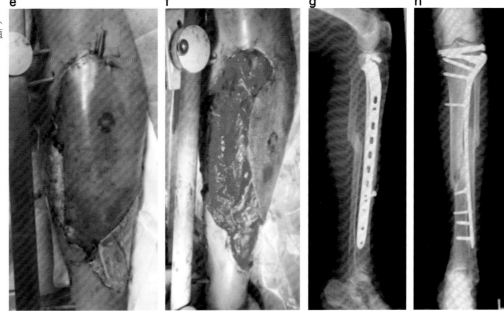

5 初期治疗 其他部位骨折的固定

其他部位的骨折，如下肢长骨干骨折或骨盆骨折也可应用外固定架复位固定。有的部位也可用石膏支具或外固定架复位固定。

禁　忌

- 勉强地缝合皮肤或软组织（有扩大坏死范围的危险）。
- 勉强的内固定。
- 对全身状态不利的手术（长时间手术、出血多的手术），超出术者技术能力的手术。

6 其后的全身管理和局部管理

初期治疗以后，重要的是努力改善全身状态以及局部的软组织管理。其中包括对呼吸及循环的充分管理，防治并发症如脂肪栓塞综合征、肺栓塞综合征、成人呼吸窘迫综合征、肺炎、尿路感染等以及其他全身并发症。另外，也必须注意处理好局部的骨筋膜室综合征及继发性神经血管损伤。

软组织管理与感染率密切相关。要多次反复认真检查，必要时追加清创术。

在病房有些条件受到限制，不易完全无菌下操作，易增加感染的风险，尤其在ICU病房更要避免此类操作，笔者基本上都是在手术室进行处理与操作。

手术技巧及注意事项

- 预防感染在初期治疗中是最重要的工作，要有一定经验的术者参与其中。首先要不怕麻烦，二次、三次地反复清创，直到彻底为止，这是十分重要的。
- 软组织覆盖应尽早进行（**图12**）。

图12 软组织修复重建病例

a,b. 初期治疗为人工真皮覆盖。
c,d. 其后施行了NPWT疗法。每2~3 d进行创面清创和更换NPWT。
e:受伤后第11日施行了游离皮瓣移植术。

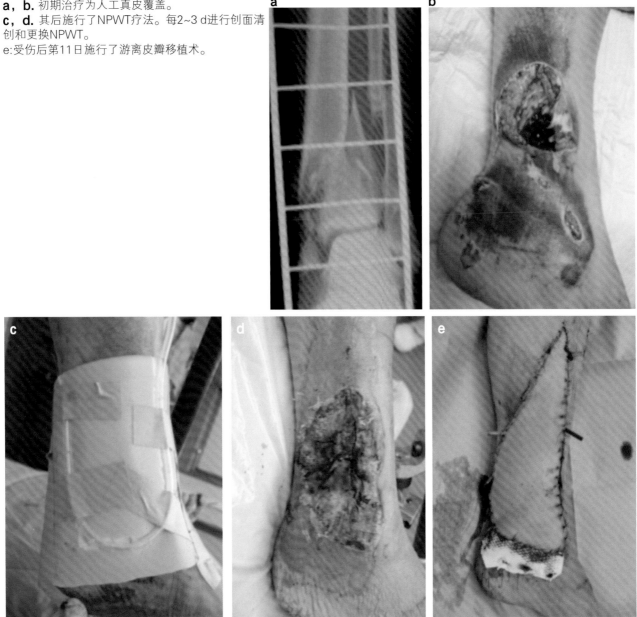

7 二期手术 软组织的修复和重建（图13）

良好的软组织修复和重建不仅可预防感染，而且有利于骨愈合，如有可能，越早越好。因此，需要熟练掌握各种软组织修复和重建的方法。另外，与整形外科的医师紧密配合，也会提高治疗效果。为熟练掌握各种软组织修复及重建方法，多参加学习班不断努力提高是关键所在。

图13 软组织损伤治疗的金字塔

根据损伤状态分为从一期闭合到游离皮瓣的金字塔式治疗

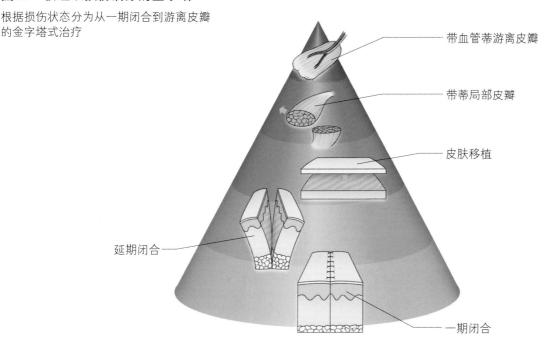

带血管蒂游离皮瓣

带蒂局部皮瓣

皮肤移植

延期闭合

一期闭合

（引自文献2）

8 二期手术 骨折的最终固定

◆手术时机（表1）

选择良好的手术时机需要综合考虑患者的全身状态和局部状态。这其中存在许多因素，包括外伤的部位、程度，基础疾病，以及年龄等。重度的胫骨近段骨折和远段骨折，必须充分考虑局部的状态。

一般来说，局部皮肤软组织达到能耐受钢板内固定等的状态，大约需要10~14 d 左右。

◆固定材料的选择

初期计划好的固定方法，后期也有不得不变更的时候。骨干部髓内钉和关节周围钢板都是第一选择。

表1 对多发外伤病例根据身体状况选择手术时机

生理状态	手术介入	时期
休克或有休克前兆	ETC，DCO	第1日
炎症高峰期	继续观察	第2~3日
黄金期（机会之窗）	有限治疗	第5~10日
免疫抑制状态	禁止手术	第12~21日
恢复期	二期重建术	3周以后

典型病例的影像资料

【病例】适合手术（术后）

a~d. 初期治疗。右大腿、右小腿及左小腿行外固定架固定。双小腿都采用了跨越膝关节的外固定架固定，左小腿开放性伤口采用人工真皮覆盖。

e~h. 受伤后第5日，有限治疗。右股骨骨折髓内钉固定，右胫骨近端骨折钢板固定，左胫骨近端骨折变更为混合外固定架固定。软组织缺损采用左外侧大腿皮瓣及植皮覆盖。

i~p. 受伤后1年，骨愈合良好，仅有轻度的膝关节活动受限。

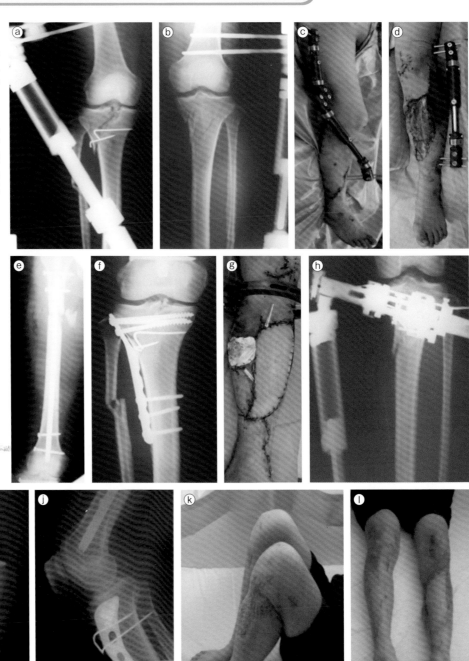

【**病例**】（接上页）

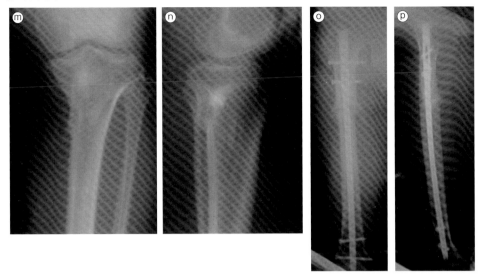

术后疗法及康复治疗

　　多发骨折时，扶拐行走等的步行训练多是困难的。关节的活动度训练和肌力强化训练应重点进行。

●**文献**

[1]Alacon LH, Boone DC, Peitzman AB:Peripheral vascular injuries. Trauma Manual, Lippincott Williams & Wilkins, Philadelphia, 1998, 338-347.

[2]Yaremuchuk MJ, et al:Lower Extremity Salvage and Reconstruction. Elsevier, New York, 1989.

多发外伤：下肢·上肢

多发外伤中关节内骨折的治疗

佐贺县医疗中心好生馆骨科部长、创伤中心主任　　**前 隆男**

治疗原则

　　近年来，多发外伤中骨折的即时稳定逐渐得到人们的认识，从初期治疗开始就成为了骨科医生追求的目标。这种即时稳定有的是受伤后就实施的一期固定即ETC，有的是应用外固定架等获得的临时固定即DCO。

　　DCO可防止像全身性炎症反应综合征（SIRS）那样的过度的全身反应，另外，可防止局部更进一步的损伤，因而可减少内固定手术时的并发症。那么，在多发外伤中何时来进行这些骨折的稳定？为此，Ecke等提出了多发外伤的4阶段分类法（**表1**）[1]。

　　首先，在受伤后1~2 h的急性期，要尽全力抢救生命。其次，在受伤后24 h的初期，要实施开放性骨折的治疗以及针对骨筋膜室综合征的治疗。在受伤72 h以后推荐行根治手术，这个时期的关节内骨折也建议行内固定术。关节内骨折时尽早行关节面复位十分重要，这已无异议。急性期复苏成功后，如具备一定条件，在伤后初期即可实施内固定。然而，如全身状态不稳定则选择DCO。由此可见，受伤后是选择ETC还是DCO，事关重大，骨科医生应积极而慎重地做出决策。

　　至于DCO的具体方法，如有开放性骨折，应行清洗、清创及外固定等，长管状骨骨折行外固定架固定，关节内骨折则行临时固定等治疗。此外，关节脱位及骨折移位如不处置，易阻断血流，引起皮肤坏死等，患肢出血也可造成附近的神经损害，所以，局部的DCO也是必要的。

表1　Ecke等提出的多发外伤4阶段分类法

（引自文献1）

急性期	受伤后1~2 h	抢救生命
初期	受伤后24 h	对开放性骨折及骨筋膜室综合征的手术
二期	受伤后72 h	
三期	72 h以后	

术前准备

◆筋膜室内压的检查

伴有四肢关节内骨折的多发外伤，常常是闭合性骨折和开放性骨折并存的高能量外伤，应高度怀疑有软组织严重损伤。因此，要特别警惕骨筋膜室综合征的发生。出现骨筋膜室综合征时，筋膜室内压进行性增高，必须定期反复地观察测定。当然，在术前必须测定。

◆麻醉和体位的准备

根据全身状态、手术部位以及时间综合考虑，并与麻醉医师密切协商后再决定麻醉方式。

多发外伤时的手术体位基本是仰卧位，有时根据关节内骨折的部位不同也可能需要采用其他体位。

处置及手术概要

1 初期治疗 清创

2 初期治疗 清洗

3 初期治疗 固定

4 初期治疗 筋膜切开

5 初期治疗 关节面固定 难点

6 二期手术 （出现肿胀时）

*1~4的手术操作，根据受伤部位或全身状态等的不同来决定先后顺序。依情况不同，有时不得不在急诊室实施某些操作。

典型病例的影像资料

【病例1】 适合手术（术前）

72岁，男性。骑自行车与机动车相撞受伤。左股骨髁上骨折，肱骨外科颈骨折，肺挫伤，局部损伤较重，给予DCO治疗。
a. 受伤时的单纯X线正位片。
b. 受伤时的单纯X线侧位片。

【病例2】 适合手术（术前）

52岁，男性。从卡车货架上跌落受伤。受伤时单纯X线正位片。可见胫骨远端轴向压迫的Pillon骨折。软组织损伤严重，给予DCO治疗。

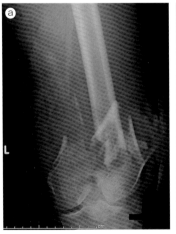
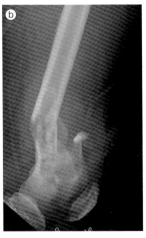
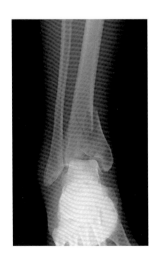

处置及手术技术

1 初期治疗 清创

清创时是否使用止血带尚有争论，但在确认血运和生存力方面来说，止血带肯定影响判断。然而在关键时刻也可使用。重要的是初期清创的质量。彻底去除污染的组织以及预计会坏死或已坏死的组织，对预防感染是非常重要的。所见的皮肤状态绝对能反映深部的损伤程度，如有肌肉的贯穿伤，也可能表明肌肉挫灭的范围很广，要充分地扩大切口以探查损伤组织，原则上切口应沿肢体长轴方向切开。

皮肤本身对损伤耐受力较强，创缘清创时应多留存。尤其是胫骨、足底部及手掌部等部位，其后的皮肤重建非常困难，初期清创时应尽量保存。然而，坏死的肌肉是细菌繁殖的绝好培养基。应按下述 4 个指标彻底清创（**表2**）。坏死骨因易引起死腔、死骨及粘连，应当去除，但大块游离骨折块去除与否尚有争议。

骨干部的骨缺损近年来通过多种手术已能治疗，在清创时游离骨推荐切除。如早期时实施了保留，一旦出现感染征象，应毫不犹豫地立即去除。二次探查在高度挫灭伤的病例也是必要的，一般在伤后 48~72 h 后进行。

> **手术技巧及注意事项**
>
> 低血容量状态时，判断肌肉组织的活力是困难的。

2 初期治疗 清洗

据报告，脉冲式清洗可使葡萄球菌感染率减低到 1%。清洗后细菌得到稀释，由此可抑制感染的发生。

这里应注意的是，也有报告指出，高压冲洗（例如 70 psi 左右，1 psi=6.895 kPa）可能对骨愈合有不良影响，同时可带来软组织损伤，有引起细菌扩散的可能性。根据创伤部位的污染度和骨损伤的程度，市售的清洗器（20 psi 左右）和注射器（5 psi 左右）基本上能满足清创要求。

3 初期治疗 固定

固定不但可固定软组织，而且可减少疼痛、肿胀、骨萎缩以及死腔，降低感染率。即使实施 ETC，有时对开放性骨折也只用外固定架施行临时固定。例如，GⅠ、GⅡ期就可实施一期内固定，受伤当时即行内固定。而其他 GⅢa 以上者则暂行外固定等，待之后再行二期治疗。

表2　清创时判断肌肉组织活力的指标

4C	Consistency（韧性） Contractility（收缩） Color（色泽） Capacity of bleed（出血）

4 初期治疗 筋膜切开

　　定时测定筋膜室内压是必要的。骨筋膜室综合征在胫骨近端关节内骨折等是常见的并发症。尤其是多发外伤患者意识水平下降时，筋膜室内压测定是诊断的关键所在。

　　筋膜室内压的高峰平均在受伤后 22 h 左右出现，内压测定的穿刺部位推荐在骨折部或距骨折部 5 cm 以内 [2]。筋膜室内压 40 mmHg 以上，或舒张压减去筋膜室内压后为 30 mmHg 以下，为骨筋膜室综合征的诊断标准 [3]。如果骨筋膜室综合征诊断明确，就应早期行筋膜切开术（**图 1**）。

禁忌

　　行筋膜切开时，要特别注意筋膜室的进行性疼痛突然消失的情况。此时筋膜室内的肌肉可能已完全坏死，这种情况是筋膜室切开的禁忌证。手术可带来较高的感染率，坏死的肌肉成为细菌的培养基，引发败血症。多发外伤时，很可能引起严重的后果。

图1　前臂筋膜切开

a. 用刀切开

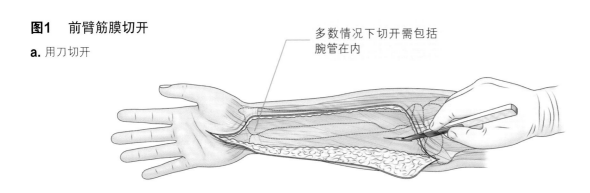

多数情况下切开需包括腕管在内

b. 筋膜室及入路

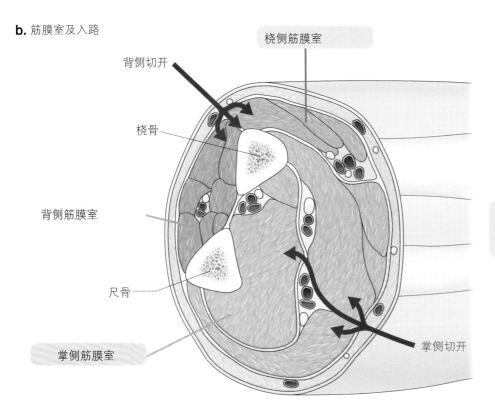

桡侧筋膜室

背侧切开

桡骨

背侧筋膜室

尺骨

掌侧筋膜室

掌侧切开

*各筋膜室间有交通，所以，仅掌屈侧减压有时也能降低内压

图2 小腿部的筋膜切开

a. 用刀切开

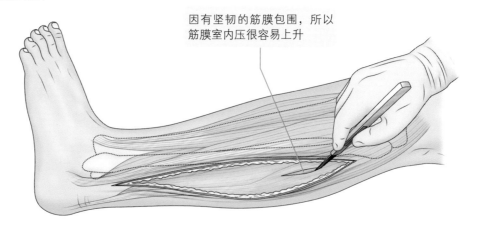

因有坚韧的筋膜包围，所以筋膜室内压很容易上升

b. 筋膜室及入路

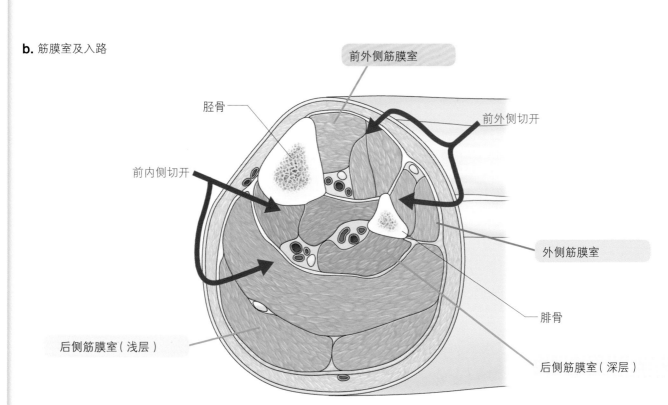

前外侧筋膜室

胫骨

前外侧切开

前内侧切开

外侧筋膜室

腓骨

后侧筋膜室（浅层）

后侧筋膜室（深层）

> **手术技巧及注意事项**
>
> ・不完全的筋膜切开有害无益，因此，充分减压十分重要。
> ・在前臂包括腕管的筋膜切开十分重要（**图1**）。
> ・屈侧深浅层都已切开，但背侧的筋膜室内压仍在上升，此时要追加背侧切开。
> ・小腿筋膜包绕骨形成筋膜室，易引起内压上升。必须确认全部筋膜室都已切开减压（**图2**）。

　　恰当的筋膜切开后一周左右可行皮肤闭合。笔者单位采用**图3**的手术技巧来逐渐减轻肿胀，收缩切口。

图3　皮肤闭合法

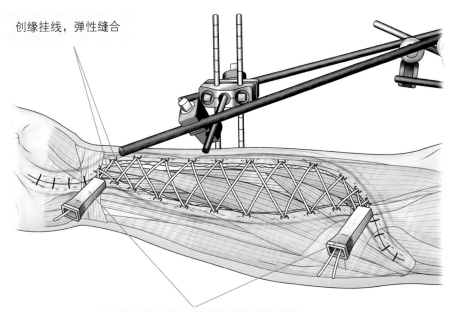

创缘挂线，弹性缝合

两端使用静脉滴注用的胶管，每天少量
逐渐闭合伤口

5 初期治疗 关节面固定

　　与长管状骨一样，伴有关节内骨折的多发外伤，一期稳定骨折也是十分重要的。关节面的移位在受伤后当时最易复位，过了一段时间后就会出现肿胀和血肿，使复位出现困难。特别是胫骨远端关节、胫骨近端关节、股骨远端关节、腕关节、肘关节等，关节面的残留移位直接影响到预后功能，因此，关节面的复位极为重要。多发外伤基本上都应实施DCO，在进行外固定架固定的同时对关节面进行内固定也是恰当的。换言之，通过初期治疗，可以把AO分类中的B型、C型变成A型。初期的这些操作，将给最终的确定性固定的难易程度带来极大的影响。

　　早期关节面解剖学复位意义重大，如何强调也不过分。这就是所谓的局部的DCO。例如，股骨远端关节内骨折实施DCO时，可采用外固定架跨越关节固定，同时闭合或经小切口行关节面复位固定。通常采用中空螺钉等进行固定。在确定螺钉打入部位时要充分考虑下一步可能采用的内固定方法（以免影响后续治疗）。AO分类中的C3型等关节面粉碎性骨折也可追加中空螺钉固定。不稳定时可追加交叉螺钉以增加稳定性（**图4**）。

　　此外，粉碎性骨折时，应选用定位螺钉固定以避免过度加压。

> **手术技巧及注意事项** ··
> ·关节面骨折的固定仅仅靠钳子内外加压是困难的。
> ·可能残留旋转移位 。
> ·并用控制杆等调节也是必要的。
> ·拉力螺钉可在不干扰并用器械的情况下，从外侧向内侧于关节面正下方植入
> （**图5**）。

图4 AO分类中的C型骨折的初期固定法

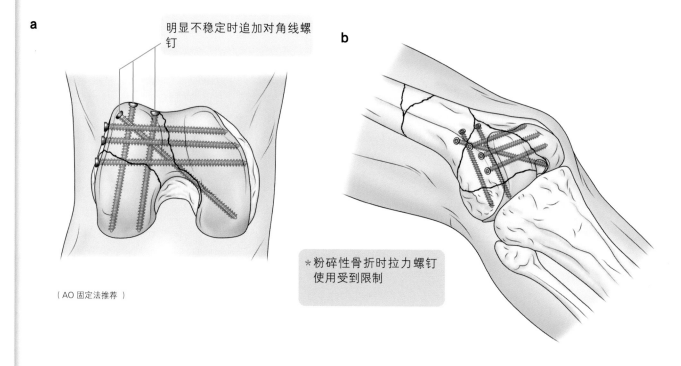

a

明显不稳定时追加对角线螺钉

（AO 固定法推荐）

b

＊粉碎性骨折时拉力螺钉使用受到限制

图5 DCO时的关节内骨折的初期固定法

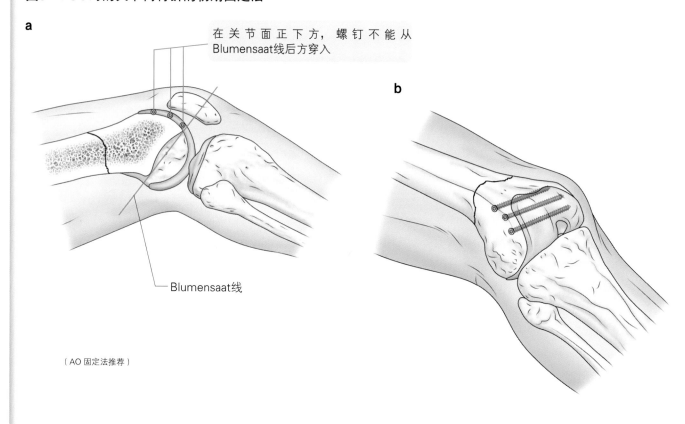

a

在关节面正下方，螺钉不能从Blumensaat线后方穿入

Blumensaat线

（AO 固定法推荐）

b

禁　忌

·拘泥于关节面复位而行较大的切开显露，为此浪费时间，这在 DCO 中应尽量避免。

·踝部 Pillon 骨折受伤早期行外科手术，可导致术后皮肤坏死、感觉异常等并发症。一般来说，如出现肿胀，建议行二期手术。

6 二期手术（出现肿胀时）

　　全身状态恢复自不待言，如有肿胀减轻及患部条件好转，就应考虑行内固定手术。决定功能预后的条件之一就是何时实施早期手术。受伤后2~4 d免疫反应平衡机制崩溃，这一时期的外科手术打击常常成为引起多种并发症的重要原因。Pape等报告[4]，在4314例多发外伤患者中，持续3 h以上的手术引发多脏器功能不全的发生率最高，伤后2~4 d手术的并发症增多，而伤后6~8 d手术多脏器功能不全的发生率减低。

　　即使不考虑全身状态的恢复，单单从受伤后早期的护理及便于康复角度来讲，也可以选择较早期进行内固定手术。这时要对上述时期能否手术反复研究，应尽量选择短时而微创的手术方法。

　　这些关节面的固定使关节运动成为可能，对维持复苏后和意识恢复后的功能，发挥着不可缺少的重要作用。

典型病例的影像资料

【病例1】适合手术（术后）

作为初期治疗，先行外固定架临时固定和关节面力所能及的复位，DCO之后再行最终固定。

a. 初期治疗后的单纯X线正位片。行外固定架临时固定和关节面的尽可能复位，首先使关节面成为一体，复位后从侧面打入螺钉，使用外固定架跨越关节固定，以待日后择期手术。螺钉临时固定。考虑有可能以后应用钢板固定，故要注意螺钉的植入位置。

b. DCO后，最终固定时的单纯X线正位片。使用逆行性髓内钉，踝部骨折以加压螺钉固定，也施行了追加固定。骨移植手术择期进行。

【病例2】适合手术（术后）

对胫骨远端关节面的骨折，虽原则上行外固定架固定和关节面的复位，但此部位与腕关节内骨折相同，韧带复位是有效的，通过牵引可使关节面得到一定程度的恢复。只是常残存轴向挤压引起的关节面塌陷，故如有可能小切口下临时固定还是理想的。有限固定时为尽量使关节面复位，如能采用导航系统，那么操作起来就极为乐观了。

a. 复位固定后的单纯X线正位片，外固定架牵引复位固定中。关节内骨折初期治疗的问题是要进行跨越关节面的外固定，特别是在小腿，限制了腓肠肌的运动，但同时增加了深静脉血栓发生的危险。

b. 单纯X线正位片。

c. 单纯X线侧位片，可见关节面良好的复位与固定。

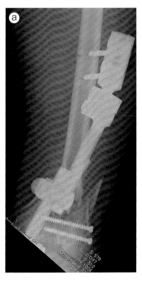
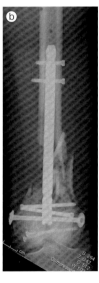
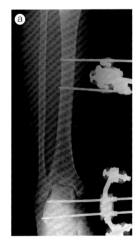
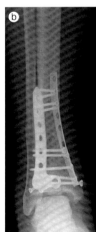
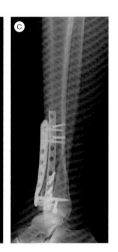

术后并发症及对策

当然，最多的并发症仍是感染和畸形愈合。胫骨近、远端的关节内骨折的内固定，其周围软组织状态多有不良，即使闭合性骨折也易发生术后感染。此外，关节内骨折多数伴有关节支持结构的破裂，根治手术时这些结构也必须重建。术前应做详细的术式研究并确定好手术时机。

康复治疗

多发外伤患者应尽可能早期开始康复训练。为达到良好的预后功能，获得能耐受早期运动的稳定性的治疗是重要的。

此外，多发外伤患者有些伤情延迟发现的情况并不少见，为防止这些问题发生，仔细周密的检查是重要的。

＊初期治疗（DCO）的关键点

伴有关节内骨折的多发外伤患者，抢救生命当然毋庸置疑，挽救功能方面早期关节面复位也是重要的。关节面的复位在伤后当时最容易。然而软组织损伤严重时，早期的外科手术创伤可引发各种并发症，因此DCO不仅对全身而且对局部都是很有意义的处理策略。

●文献

[1] Ecke H, Faupel L, et al:Gedanken zum Zeitpunkt der Operation bei Frakturen des Oberschenkelknochens. Unfallchirurgie, 11:89-93, 1985.

[2] Whitesides TE Jr, Heckman MM:Acute compartment syndrome:Update on diagnosis and treatment. J Am Acad Orthop Surg, 4:209-218, 1996.

[3] McQueen MM, Court-Brown CM:Compartment monitoring in tibial farctures. The pressure threshold for decompression. J Bone Joint Surg, 78-B:99-104. 1996.

[4] Pape H, Stalp M, et al:Optimal timing for secondary surgery in polytrauma patients:an evaluation of 4,314 serious-injury cases. Chirurg, 70:1287-1293, 1999.

多发外伤：下肢·上肢

高能量外伤致肘关节周围骨折的早期DCO与治疗

冈山大学医院骨科　　**岛村安则**
冈山大学医院骨科讲师　**野田知之**

治疗原则

本类骨折也有不少病例合并骨盆骨折、脊髓损伤及腹部外伤等生命攸关的损伤，因此，作为初期治疗，多数也是采用局部清创及外固定架，等待全身状态的稳定。当然，伴有以侧击伤*（sideswipe injury）为代表的神经血管损伤时，初次手术要对血管神经进行吻合。此外，如全身状态稳定的话，初次手术时就应实施内固定，但尽量不要妨碍其他部位的二期或三期手术，这是很重要的。

那么，初期治疗应做到何种程度？这多由损伤的程度和术者的技术能力所决定。但这个判断必须不能失误。

* 侧击伤是指上肢伸到车窗外与侧面发生接触事故时肘关节周围产生的外伤，由于软组织挫灭和复杂的开放性骨折，治疗难点很多。受伤机制不同，肘部伸侧伤情也不同，从轻微的磕碰到截肢，各种病例都有。

术前（处置前）准备

◆检查末梢循环状态

通过进行末梢血流状态和指尖感觉障碍等检查，确认有无血管神经损伤。通过手指的自主运动可确认有无肌腱损伤，依情况对神经损伤进行评价。但是，在意识水平低下或休克状态时，或全身状态不良时，也可通过多普勒检查等来确认血流状态。

◆麻醉准备

应尽可能选用全身麻醉，但因全身状态问题，不能花费时间去处理四肢时，也可在急救中心或床旁局麻下仅行外固定架固定。

◆体位准备

全身状态不好的病例，或需处理血管神经的病例，多数采用仰卧位。但单纯骨伤而没有全身合并损伤者也可采用侧卧位。

107

处置及手术概要

1 初期治疗 入路

2 初期治疗 清创

3 初期治疗 骨折复位

4 初期治疗 安放外固定架 难点

5 初期治疗 内固定

典型病例的影像资料

【病例】 适合手术（术前）

48岁，男性。

受伤时的单纯X线片。

AO分类C3型开放性骨折（Gustilo分类Ⅲa型）+尺骨鹰嘴骨折（a）。

同时合并有骨盆骨折（b），脊椎爆裂骨折（c）、股骨干骨折（d）、跟骨骨折（e）。

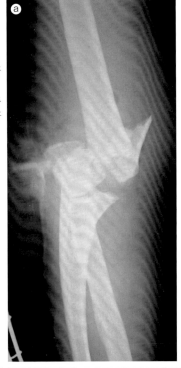

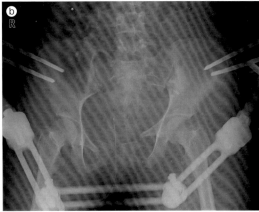

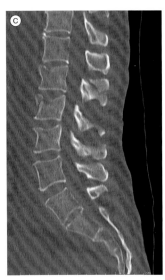

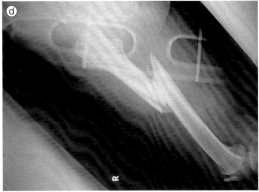

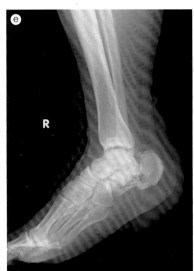

处置及手术技术

近年来，对 Gustilo 分类中Ⅲa 型开放性骨折，一般行充分清洗、清创后，如判断感染风险不大则行切开复位内固定术。但对肘关节周围的骨折，如有血管神经损伤可能或粉碎性骨折等，则必须认真研究，确立明确的治疗策略。如确认这些处置需时较长，则初次手术第一选择多为并用外固定架的 DCO 治疗。

1 初期治疗 入路

明确的开放性骨折自不待言，创口极小但与骨折部相通的情况也不少见，应切除周边污染及陷入坏死的组织，必要时扩大伤口，大量灭菌水冲洗然后彻底清创。

◆怀疑神经血管损伤时

肘关节前方入路，切口根据创口情况而异，切口近端从肱二头肌内侧缘下行至肘窝部横行，切口远端在肱桡肌内侧缘下行（**图 1**）。皮肤切开后，可逐层显露肱动脉、桡动脉及尺动脉（**图 2**）。肘后方伴有开放性伤口时可并用后方切开。

手术技巧及注意事项

· 在接近不全离断这种侧击伤的病例等，要充分显露，从正常部位开始游离探查就较容易找到血管神经束起源。
· 这一阶段探查游离到血管神经断端并夹闭，多数情况下因伴有肘关节周围骨伤，应先行外固定架固定，待稳定后再行血管神经吻合。血运再通时间决定着预后，所以要争分夺秒。

图1 肘关节前方入路

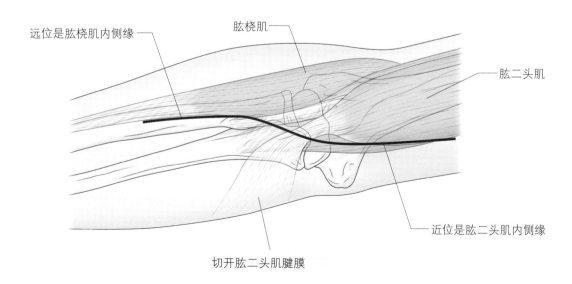

远位是肱桡肌内侧缘　　肱桡肌　　肱二头肌

近位是肱二头肌内侧缘

切开肱二头肌腱膜

图2 肱动脉、桡动脉及尺动脉的显露

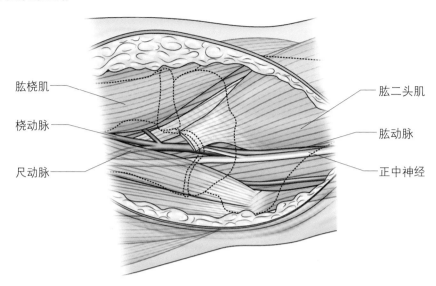

肱桡肌
桡动脉
尺动脉

肱二头肌
肱动脉
正中神经

图3 肘关节后方入路

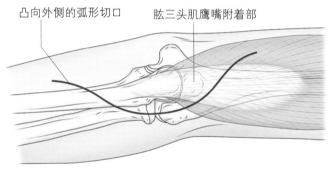

凸向外侧的弧形切口　肱三头肌鹰嘴附着部

图4 确定尺神经并保护

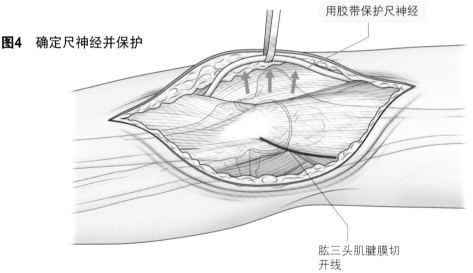

用胶带保护尺神经

肱三头肌腱膜切开线

◆单纯骨伤或肘伸侧的开放伤口

　　肘关节后方入路。像侧击伤这种鹰嘴周围有皮肤软组织挫灭缺损的损伤，切除创缘，必要时延长切口，基本呈向外侧凸行弓状切开（**图3**）。

> **手术技巧及注意事项**
>
> ·肘关节周围骨折时，一般多选择二期手术行钢板接骨术，所以在初次手术时不要拘泥于小切口，注意要彻底清洗清创。
> ·清创时一定要仔细地探查确定尺神经，并加以保护（**图4**）。

2 初期治疗 清创

明确污染的创缘必须切除，抵达深层的异物及坏死组织彻底切除。判断创口深达关节内时，可从肱三头肌内外侧缘显露，对关节内进行清洗（**图 5**）。

3 初期治疗 骨折复位

对开放性伤口已行彻底清创后，就可实施最终的内固定术，但如担心感染就应行二期手术，仅对移位明显的骨折块尽可能给予复位。

> **手术技巧及注意事项**
>
> ·可采用钢针固定等创伤小的固定法。但一定要简便易行，不应花费过多的时间与精力（**图 6**）。

图5 创口深达关节内时的清创

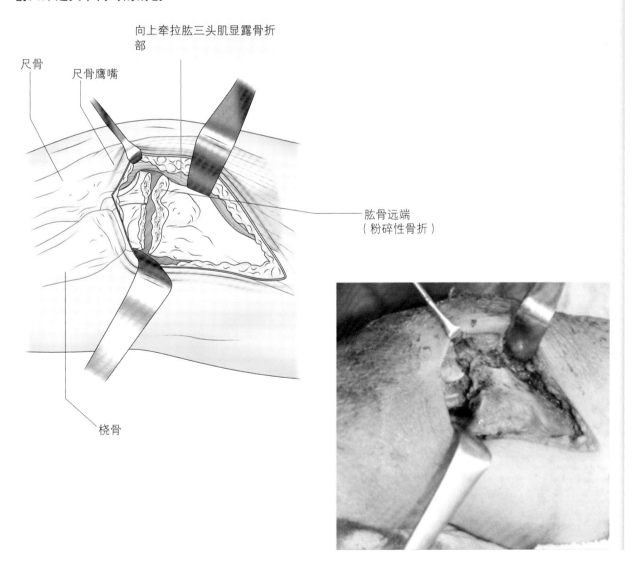

向上牵拉肱三头肌显露骨折部

尺骨

尺骨鹰嘴

肱骨远端（粉碎性骨折）

桡骨

图6 使用克氏针复位固定

a. 使用克氏针复位固定

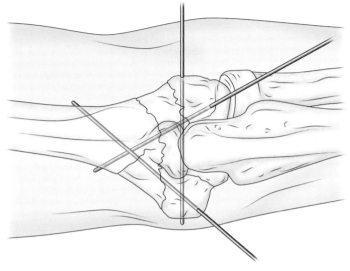

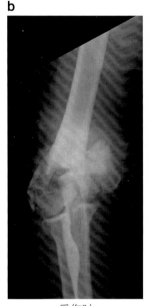 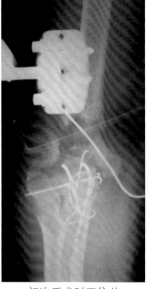 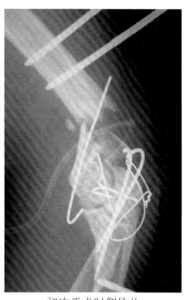

受伤时　　　　　　　　初次手术时正位片　　　　　　初次手术时侧位片

4 【初期治疗】 安放外固定架 难点

　　适用于桥接肘关节，要选择直径足够的半螺纹针以保持力学的固定强度。要注意到个人差异，可使用 4~5 mm 半螺纹针，各骨分别 2 根，能保证持续到二期手术的固定强度。

　　关于半螺纹针植入位置，要预估到最终手术的情况，植入位置不要妨碍后续手术中内植物的安放和操作。

手术技巧及注意事项

・半螺纹针植入部位一般多在肱骨近段 1/2 的外侧、肱骨远段 1/3 的背侧以及尺骨背侧。

・肱骨远段植入半螺纹针时，半螺纹针横穿肱骨后面要特别注意勿损伤桡神经，钻头套筒要确实地抵到骨表面上。

・尺骨背侧面有骨棘，半螺纹针植入时注意不要误入尺侧。

肱骨远端背侧植入半螺纹针很可能影响二期手术钢板的应用。此外，在其后肘关节掌侧需要处置时，后方安放的外固定架也很妨碍，这时就可能需要从肱骨近段 1/2 的外侧与尺骨的桡背侧穿针。

不管采用何种方法，最终肘关节都要固定于屈曲 45°～90° 位，并调整好骨折力线（**图 7** 和 **图 8**）。

图7 根据肘关节周围的部位植入半螺纹针

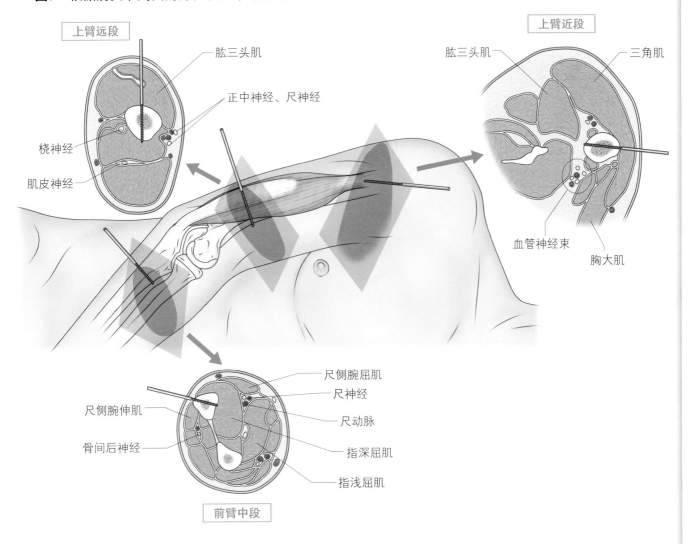

图8 外固定架的安放

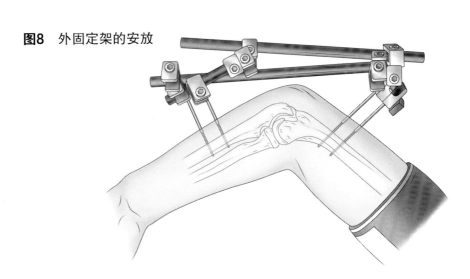

如果患者有幸全身状态稳定，肘关节处置2~3h就可完成的话，初期手术就可实施内固定术。使用内植物可获得骨折部的牢固固定，但切除了挫灭的皮肤和软组织后，可出现局部臃肿和创面溃疡等问题（**图9**），因此，如有这些小麻烦，保留外固定架还是明智的。

图9 创面溃疡

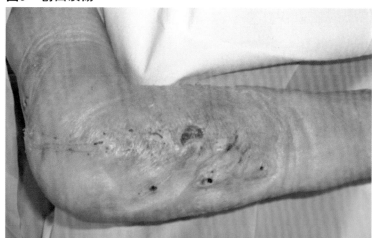

典型病例的影像资料

【病例】 适合手术（术后）
a. 初次手术的大体像。
b. 初次手术时的单纯X线片，清洗及清创后行外固定架固定。
c. 受伤后第6日单纯X线片。肱骨近端1/2的内外侧应用锁定钢板行内固定。

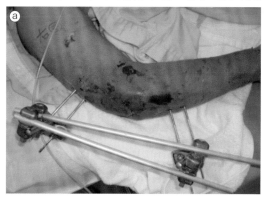
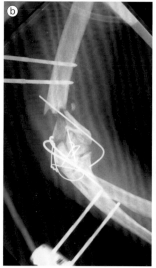
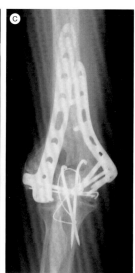

术后并发症及对策

　　术后需要注意的并发症有：行血管吻合与重建的病例出现血流中断和循环障碍，以及闭合性损伤时出现的骨筋膜室综合征等。无论哪个都需紧急处置，应快速准确诊断后紧急手术。

　　血管吻合的病例局部不要过度压迫，预计可能出现骨筋膜室综合征的病例，要嘱其患肢抬高，努力降低各种并发症的发生率。但对于高能量外伤来说，完全防止这样的并发症是极其困难的。术后注意密切观察，就是最好的预防。一旦出现，及时应对。

术后疗法

　　依据肘周围组织损伤程度不同而异，如有可能，术后第一天就应鼓励手指的主动屈曲伸展运动。然而，实施内固定后虽可获得骨折的牢固稳定性，但不顾及疼痛盲目进行活动训练，将会产生异位骨化和骨化性肌炎。因此，循序渐进的充满耐心的康复治疗也是十分重要的。

●文献
[1]伊藤恵康:成人・年長児の上腕骨遠位端骨折. 肘関節外科の実際, 南江堂, 東京, 2011, 64-65.
[2]荒田　順, 添田晴雄, ほか:Sideswipe injuryによる不全切断の2例. 整・災外, 44:883-887, 2001.
[3]渡部欣忍:ピン・ワイヤー刺入の基本手技と至的設置部位. MB Orthop, 17(8):1-9, 2004.
[4]Kuur E, et al:Side-swipe injury to the elbow. J Trauma, 28:1397-1399, 1988.
[5]Ruedi TP, Murphy WM:AO principles of Fracture Management. Thieme Stuttgart, New York, 2000.

四肢外伤合并手指牵拉离断伤的一期骨短缩再植术与二期骨延长术

清惠会医院/静冈理工大学手外科微小外科领域尖端医工学讲座主任教授　　**五谷宽之**

治疗原则

　　属于 Gustilo 分类中ⅢC 型的开放性骨折的四肢重度外伤大部分需截肢处理，这种重度多发外伤合并的手外伤，整体治疗不能延误，必须迅速地确定治疗方针。骨折方面可采用钢针固定或外固定架固定，矫正力线。肌腱与神经裸露部可日后行皮瓣移植，为此，可暂时应用人工真皮覆盖创口。如需血运重建，则根据并发症的程度具体而定。

　　有土壤污染等情况时，当然必须实施彻底的清洗和清创。为防止手指挛缩，根据需要在功能位施行钢针固定等。有手指需要血运重建的并发症时，应尽可能短时间血运重建，对上臂及前臂骨折安放外固定架，同时探查这些骨折合并的神经血管损伤。

　　这里对合并肩胛骨骨折、同侧的肱骨及尺桡骨开放性骨折的手指牵拉离断的病例进行阐述。

术前准备

　　（1）透视下确认骨折部位及骨缺损。

　　（2）合并肩胛骨骨折时，要确认有无腋神经和肩胛上神经等神经损伤。

　　（3）确认有无肱骨骨折引起的桡神经瘫。

　　（4）确认有无尺桡骨骨折引起的骨筋膜室综合征。

　　（5）确定钢针或外固定架的骨折固定方法。

　　（6）确认离断手指的血管神经束的断裂部位。

处置及手术概要

1 初期治疗 近侧指断端的处置

2 初期治疗 离断指断端的处置

3 初期治疗 肱骨及尺桡骨骨折的外固定架固定术

4 二期以骨延长为前提的钢针固定 难点

5 初期治疗 难点 通过静脉移植的血管吻合

6 二期重建术 通过外固定架进行的二期骨延长术

典型病例的影像资料

【病例】**适合手术（术前）**

a，b. 右肱骨开放性骨折（Gustilo分类Ⅱ型）。

c，d. 右尺桡骨骨折（Gustilo分类Ⅰ型）。

e. 大体像。

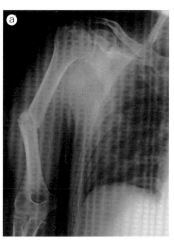
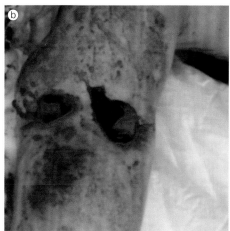
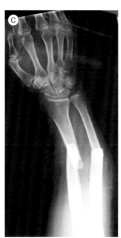
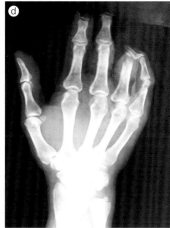
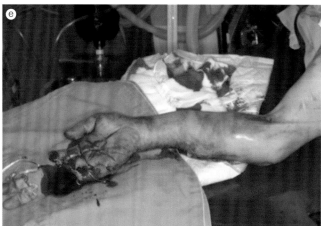

处置及手术技术
——以牵拉离断的中、环指手术技巧为中心——

1 初期治疗 近侧指断端的处置

确认离断的中、环指的近端出血点，用消毒的血管夹夹闭止血，同时用生理盐水充分清洗。桡、尺侧的指动脉分别用血管夹止血，掌侧的细静脉双极电凝止血，背侧静脉血管夹止血备用（**图1**）。

2 初期治疗 离断指断端的处置

实施再植术的术者与其他术者团队密切配合，应用手术显微镜探查有再植指征的离断中、环指的血管神经束。

在**图2**中（与典型病例的影像为同一病例），背侧的皮下静脉明显剥脱，指动脉被强力牵拉并外膜剥脱，临床所见提示需长段的静脉移植。

3 初期治疗 肱骨及尺桡骨骨折的外固定架固定术

与探查血管神经束同时，施行肱骨骨折 Hoffman 外固定架固定术，尺桡骨骨折则分别行髓内针和外固定架固定接骨术（**图3**）。

> **手术技巧及注意事项**
>
> 在其后断指再植的手术中，为使血管吻合时能获得良好的肢体位，事先要确认并调整好外固定架的固定位置。

图1 近端断端的处置 初期治疗

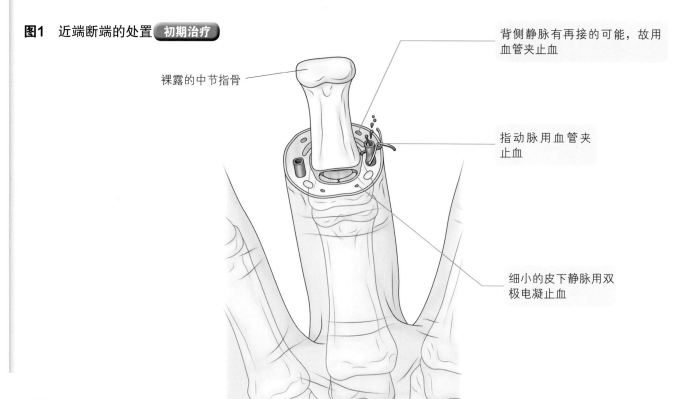

裸露的中节指骨

背侧静脉有再接的可能，故用血管夹止血

指动脉用血管夹止血

细小的皮下静脉用双极电凝止血

图2 断指侧的状态 　初期治疗　（与典型病例的影像为同一病例）

背侧皮下静脉大部剥脱，指动脉被强力牵拉外膜剥脱。需要较长的静脉移植。

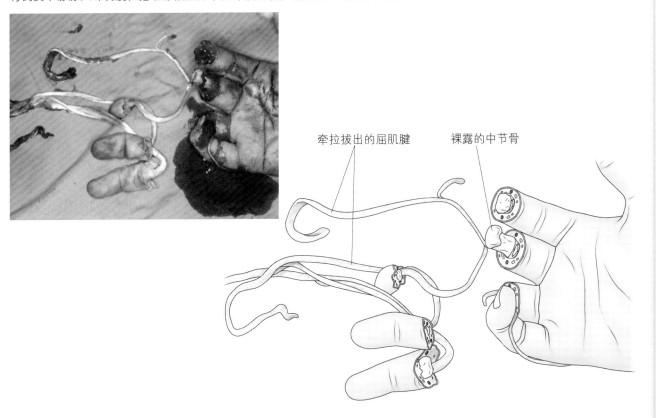

牵拉拔出的屈肌腱　　裸露的中节骨

图3 肱骨及尺桡骨骨折的处置 　初期治疗　

a. 肱骨骨折　　　　　　　　**b.** 尺桡骨骨折

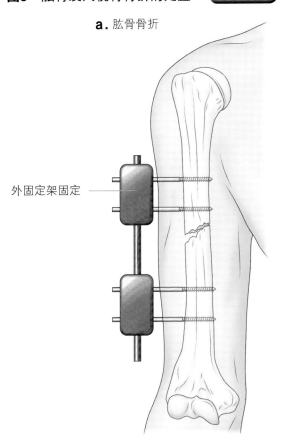

外固定架固定

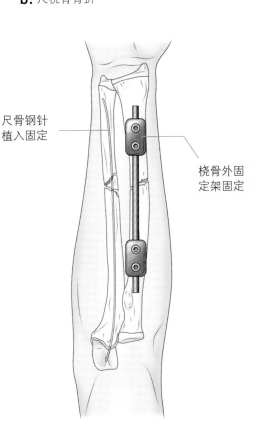

尺骨钢针
植入固定

桡骨外固
定架固定

4 二期以骨延长为前提的钢针固定

中指离断指侧的皮肤包括皮下组织全周性剥脱，因此，将裸露的中节指骨一期短缩2/3，然后行钢针固定（**图4**）。

环指骨折块去除后钢针固定（**图4**）。

手术技巧及注意事项

· 如无并发症，可考虑一期游离皮瓣覆盖术，如有并发症，则行一期骨短缩。

5 初期治疗 通过静脉移植的血管吻合 难点

特别是中指拔出程度严重时，尺侧指动脉应探查到正常位置（大约指间关节左右）。动脉重建时，从尺侧指动脉到手掌部应行静脉移植。此外，在动脉吻合之前就开始给予前列腺素 E1 制剂。

指背静脉在离断拔出时就已损伤，动脉吻合后，如无良好的静脉返流，可行桡侧指动脉静脉化（**图5**）。

手术技巧及注意事项

· 进入手术室之前，显微镜下探查好离断指的血管神经束，以缩短手术时间。
· 事先确认好外固定架安装后的血管吻合需要采用的体位。

图4 一期骨短缩后再植的中指及环指的X线片

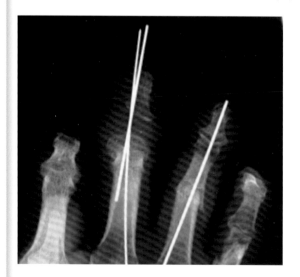
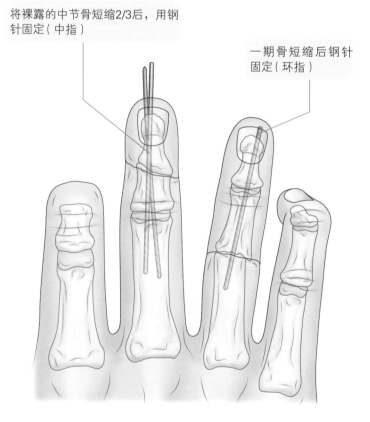

将裸露的中节骨短缩2/3后，用钢针固定（中指）

一期骨短缩后钢针固定（环指）

6 二期重建术 通过外固定架进行的二期骨延长术

对一期中节骨短缩2/3的中指，二期可应用Ilizarov微型外固定架进行骨延长术（术后参照【典型病例的影像资料】）。

图5 应用静脉移植的血管吻合 二期重建术

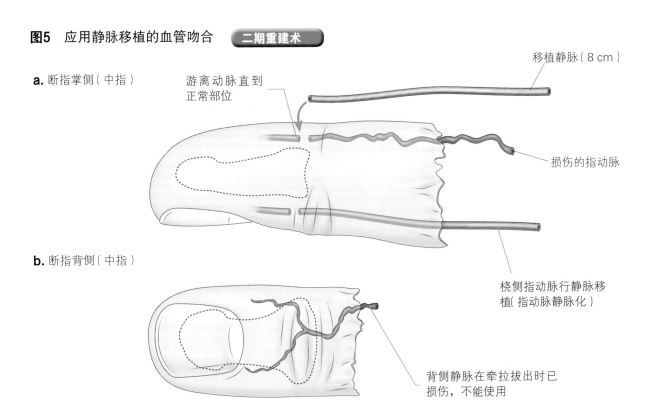

a. 断指掌侧（中指）

移植静脉（8 cm）

游离动脉直到正常部位

损伤的指动脉

b. 断指背侧（中指）

桡侧指动脉行静脉移植（指动脉静脉化）

背侧静脉在牵拉拔出时已损伤，不能使用

典型病例的影像资料

【病例】适合手术（术后）

通过外固定架进行的二期骨延长术

a. 中指再植时一期骨短缩，二期应用Ilizarov微型外固定架施行骨延长术。

b，c. 最终随访时。桡侧指动脉与手背行静脉移植，结果患指的血运良好。

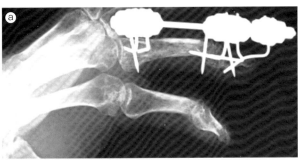

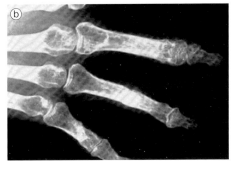

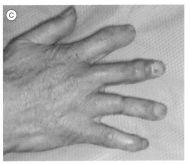

术后并发症及对策

在修复手指的血管损伤时，抗凝疗法常常是必须的。

有多处外伤时，要随时注意观察有无出血增加的情况。应用肝素时要测定凝血活酶时间，适当地控制药物剂量。特别是要注意前臂骨筋膜室综合征的出现，此外，要定时观察再植手指的血流情况。

术后疗法

术后患肢抬高并注意指间纱布包扎情况，务必使手一直保持功能位。

若患肢骨折固定牢固，应立即指示手外科的康复治疗师快速开始指关节的屈伸活动锻炼。

OS
NOW
Instruction

日本骨科新标准手术图谱

CCM
中原传媒
CENTRAL CHINA MEDIA

策划编辑 李喜婷
　　　　 仝广娜
责任编辑 仝广娜
责任校对 郭小果
封面设计 宋贺峰
责任印制 朱飞

分类建议：医学
ISBN 978-7-5349-9792-1

9 787534 997921 >
定价：99.00 元